ヒートショックプロテイン

加温健康法

自宅で簡単に増やせる

スマートプロテイン HSP活用法

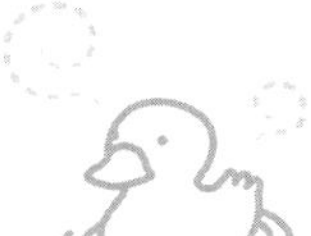

〝体温の上昇〟が健康のキーワード

長寿　疲労回復　冷え・低体温解消　美肌　病気の治療

修文大学
健康栄養学部教授　**伊藤要子**

法研

はじめに

HSPにノーベル賞を！
それくらいHSPはすごいんです。

毎年ノーベル賞の発表シーズンには、候補者の下馬評が飛び交う。誰でも研究者はノーベル賞に憧れる（たぶん）。私だって（でもジーンズでは授賞式に出られない。着ていく服がない）。そしてあまりにも雲の上の賞だ。

「キュリー夫人は2回ノーベル賞を受賞した！」

女性初のノーベル賞。そして子どもを育てながらの2回（1903年の物理学賞と1911年の化学賞）の受賞だ。すごい。パリ大学初の女性教授となり、その名は放射能の単位（Ci キュリー）ともなっている（現在はBq ベクレル）。なんでも初、一番はたいへんだ。特に女性にとっては…。

研究者というとカッコ良さそうに思われるがたいていの場合、目標を定めたら、何回も何回も同じ実験をくり返し、真実を追究するという地味なものだ。失敗だったとしても、また少し条件を変えて、同じことを何回もくり返す。

キュリー夫人はラジウムの精製を、何百、何千とくり返しやっと成功している。
私自身はノーベル賞はもらえそうにないが、ぜひノーベル賞を取らせてあげたいタンパク質がある。

ヒートショックプロテイン（ＨＳＰ）だ。

私たちの体の中で決して目立ちはしないが、本当に多方面からそっと私たちを守ってくれている。

このＨＳＰに関しては、ノーベル生理学賞でなくても、ノーベル平和賞でも十分通用すると思える。いや、キュリー夫人みたいに両方受賞してもおかしくない、ヒトのみでなく、野菜も大腸菌も、生物みんなの平和を守っている。

さて、ＨＳＰであるが、本来ヒートショックプロテインと名づけられたごとく、温める（熱ストレス）と増加するタンパク質なのだが、その働きは〝正義の味方〟バットマン、スーパーマン、水戸黄門のごとく、弱者（傷ついたタンパク質）に優しい。

本書で詳しく紹介するが、介添《かいぞ》え役とか修理屋さんとか、なんとも人間的な親しみのもてる、黒子みたいで控えめな働き者のタンパク質である。

ＨＳＰはみなさんの体の細胞の中にいつもいて、みなさんの健康を守っている。

きっと、この本を読んでいただければ、ＨＳＰがいとおしく、大好きになると思う。

登場人物紹介

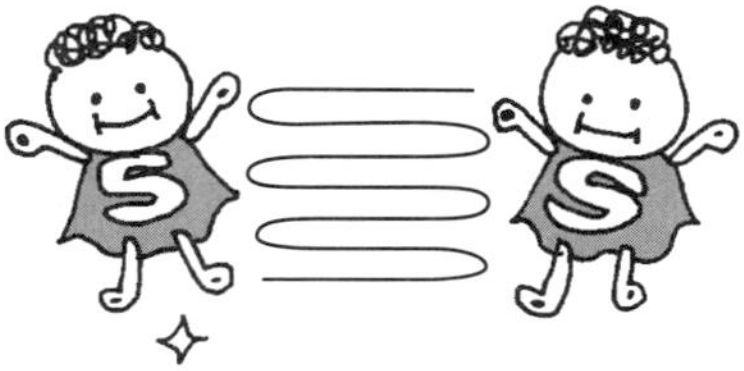

ＨＳＰ（ヒートショックプロテイン）
体を温めると増えて傷ついたタンパク質を修復してくれるけなげな働き者

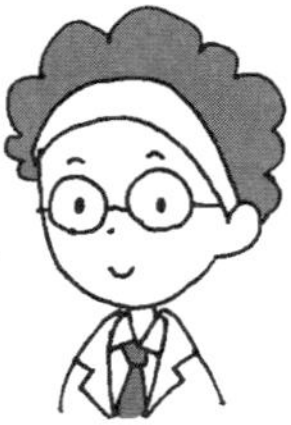

伊藤要子（著者）
大学教授　ＨＳＰの研究者
緑色が好き　ダジャレが好き
ジーンズが好き

［コメント］ この本は、ＨＳＰのことをほとんど知らない、名前は知っているけど内容は知らない、そんな方たちに、ＨＳＰの本当の活用法をきちんとお知らせする本だ。ＨＳＰは、本当に今みなさんが必要とすること（健康、病気、アンチエイジング、美容、メタボ、スポーツなど）へのサポートをしてくれるタンパク質だ。
こんなにみなさんが必要とすることを１度にかなえてくれるタンパク質は他にない。

第2章 HSPを増やそう！ …… 33

第3章 HSPのすごい力 …… 49

第8章 ＨＳＰのスポーツ・登山への活用法……125

第9章 がんとマイルド加温療法 ……139

編集協力
装丁・DTP ホップボックス
イラストレーター 酒井由香里

プロローグ

低体温は
生活習慣病

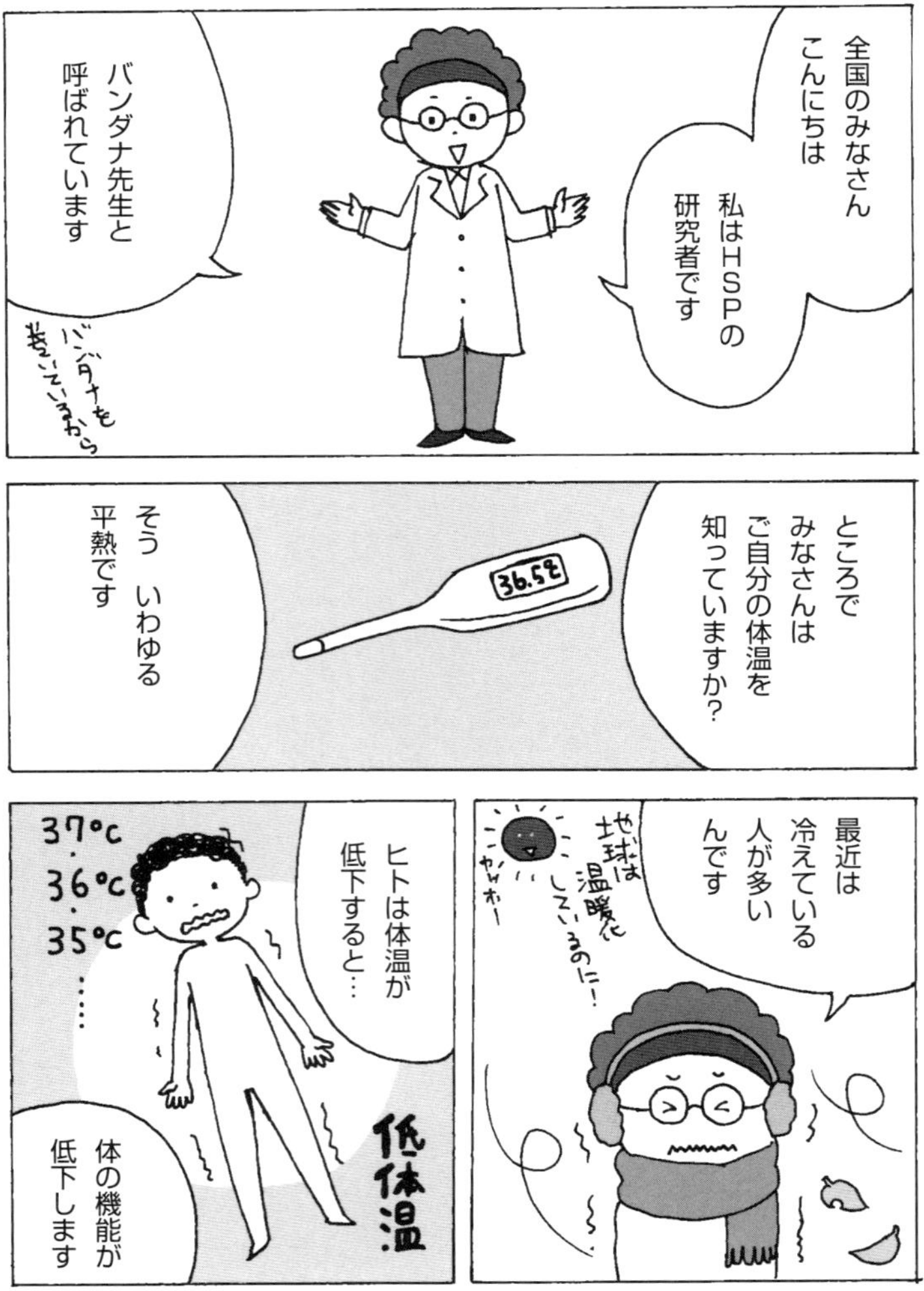
全国のみなさん
こんにちは
私はHSPの
研究者です
バンダナ先生と
呼ばれています
バンダナを巻いているから
ところで
みなさんは
ご自分の体温を
知っていますか?
36.5℃
そう　いわゆる
平熱です
最近は
冷えている
人が多い
んです
地球は温暖化しているのに!
ヤッホー
ヒトは体温が
低下すると…
37℃
36℃
35℃
……
低体温
体の機能が
低下します

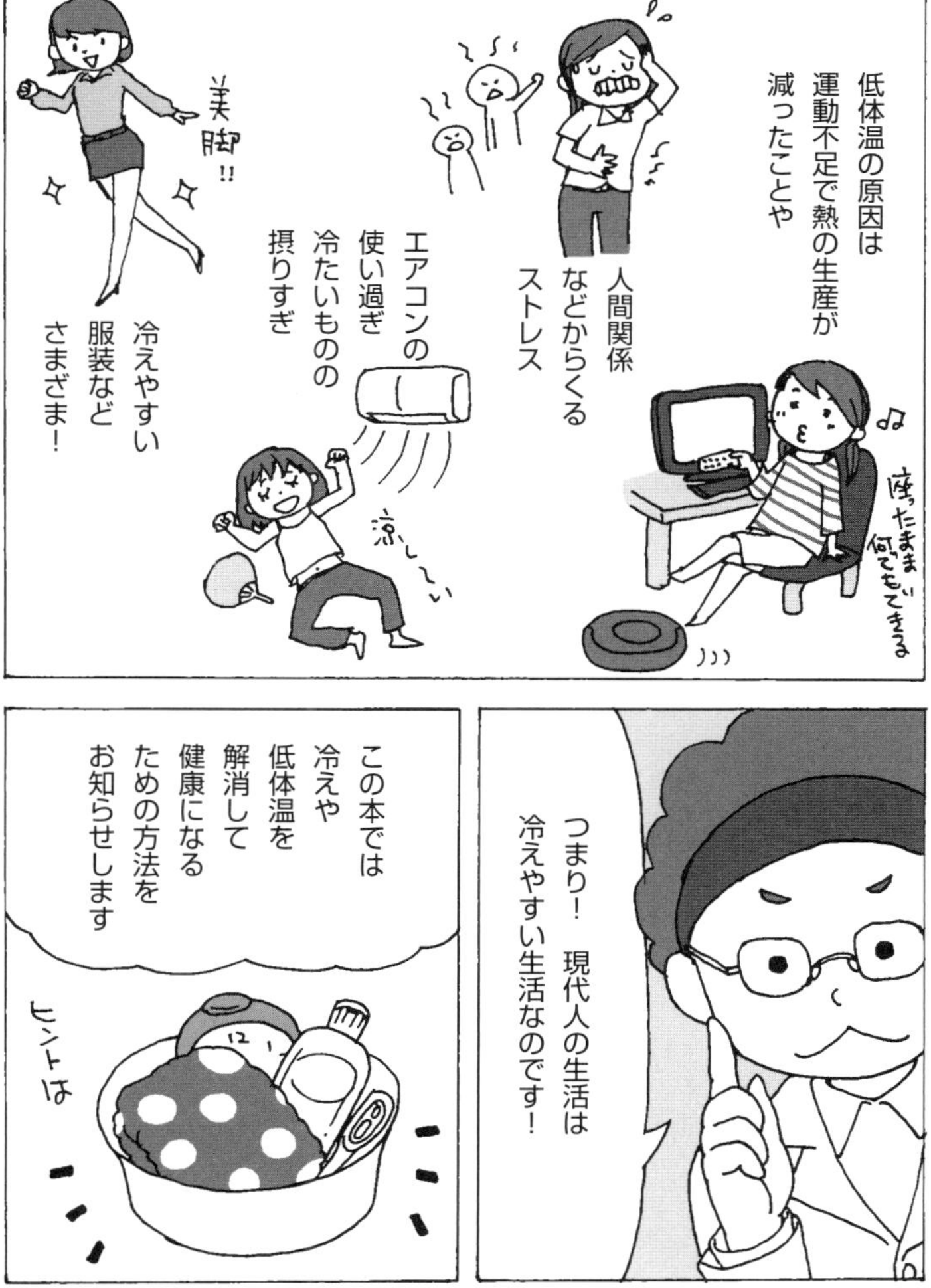
低体温の原因は
運動不足で熱の生産が
減ったことや
座ったまま何でもできる
人間関係
などからくる
ストレス
エアコンの
使い過ぎ
冷たいものの
摂りすぎ
涼し〜い
美脚!!
冷えやすい
服装など
さまざま！
つまり！現代人の生活は
冷えやすい生活なのです！
この本では
冷えや
低体温を
解消して
健康になる
ための方法を
お知らせします
ヒントは

みんな体温が下がっている

なぜ、みんな体温が低くなってしまったのだろう。

現代人は体温が低くなっている。昔は37℃近かったのが、今では36℃台前半、平熱が35℃台という人も珍しくない。地球は温暖化して、気温は高くなっているのにおかしいじゃないか。

地球温暖化の原因は、生活の電化、自動化で発生するCO_2が増加しているからだ。そしてその電化・自動化の恩恵で私たちは体温が低下している。おかしな関係だ。

自動化・機械化で洗濯も掃除も通勤も買い物も楽になり、日常生活の中での労働はとても少なくなった。そのおかげで現代人は運動不足だ。

私も、パソコンの前に座ると大学の講義の資料作成、学生のレポート評価と、本当にトイレに行く時ぐらいしか動かない日もある。（もちろん、講義や実習で、1日中動き回っている日もあるのだが…）

ところで、私たちは何もしなくても心臓や肝臓など各種臓器が働き、臓器を構成している細胞が活動しているのでエネルギーを使って仕事（活動）をする時には必ず熱が出る。それらの熱で最低限の熱は確保されるが、私たちが起きて活動している時の熱の60％は骨格筋（自分の意思で動く筋肉、これに対して自分の意思では動かせない筋肉を平滑筋という）の収縮から発生する。

しかし、最近は自分の意思で動く動作、労働、運動が少なくなり、骨格筋を使わなくなった。つまり、60％を作り出していた骨格筋による熱が、40％や20％というように少ししか作られないのだ。熱産生が少なくなれば当然、体温は低下してくる。

こうして私たちの体温は低くなっているのである。

本当に、体温は低下したのか。

現代人の体温が下がっているという話をした。私が学んだ生理学の教科書（約25年前）には日本人の平均体温は36・89±0・34℃と記載されていた。しかし、今の教科書では36・6℃と記載されている。

身近にいる人たちに、普段の体温を聞いてみても36・89℃もある人は少ない。多くの人が36℃台前半であり、35℃台という人もけっこう多い。

子どもたちの体温においては、かつて37・2℃だったのが現在は36・2℃と1℃も下がっている。20年前は、子どもたちは外で走り回っていた。今、子どもの遊びは、走り回る足での遊びから、指先でのゲームに変わった。

こんなに運動量が減ったのでは作られる熱も減少し、体温が低くなってしまうのも当然だ。即ち**低体温は生活習慣病**なのだ。

現代人は冷えている

「エアコンなくして生きていけません」「クーラー大好きです。汗はめったに出ません」という人は多い。運動不足で体温が下がっているという話をしたが、現代人の体温が下がる原因は他にもある。

エアコンで冷やされ続けていることによる冷え症。これがずーっと続けば、手足や体の表面だけでなく全身の体温が低下して低体温になる。

また、現代人には避けられないさまざまなストレス。血管は、自律神経系の交感神経が刺激されると収縮し、副交感神経が刺激されると拡張する。普段はこの二つがバランス良く働き血流をコントロールしている。ストレスによって交感神経ばかりが刺激され続けると、仕事や勉強を終えて自宅に帰っても血管は収縮し続け、熱が送れず手足は冷えたままである。特に手足の先などの細い毛細血管は、外側の平滑筋という筋層がなく、ほんの薄っぺらな血管内皮細胞という薄い細胞の膜で血液が隔《へだ》てられているだけである。毛細血管の収縮・拡張は、毛細血管の分岐部にあるリング状の平滑筋の収縮・弛緩《しかん》で決まる。よって、ストレスの多い生活では、いつまでも末梢血管が収縮され、末梢に血液が行かず血行不良、末梢循環不全で冷えが続いてしまう。

このように、ストレスの増加も影響して現代人は冷えを感じやすくなっている。

子どもも、若者も冷えている

子どもは成長のためにどんどん細胞分裂して増殖している。代謝（生体内の化学反応。エネルギーを作ったりする）が盛んなので、熱も多く作る。

それがさきほども書いたように、子どもの運動量が減り、体温が低下している。

その他にも、寝る時刻が遅くなり睡眠時間が少ない、朝食を食べない、エアコンの使い過ぎで体温調節能力がうまく育っていないなど、体温の低下につながる原因は現代の生活様式の中にたくさんある。

今度赴任した愛知県の修文大学は、管理栄養士さんを育成するための大学で、女子学生の割合が多い。

インキュベーター（湯の温度をいろいろ設定できる浴槽）という装置を使った実験

の時、学生がインキュベーターに手をかざしているので、「何をしているの」と聞くと「手が冷たいので温めているんです」と返事が返ってきた。前任の大学ではなかった現象だ。冷え症なのだという彼女らの指先は冷えている。思わず、ハア、ハアと温めてあげたくなってしまう。若くて代謝が盛んなはずの学生が冷えている。これはなぜか？ ひとつには子どもと同様に運動不足があげられる。

そして、もう少し彼女らをじっくり観察してみると、彼女らはみんな痩せている。みんな十分カッコいいのに、もっと痩せたいと思っている。

そのダイエットの方法には気をつけてもらいたい。食事の量を減らすようなダイエットは体を冷やしてしまう。痩せるためにエネルギーの摂取を少なくする、つまり食事を減らすと、燃料が不足し、より一層熱の産生は少なくなってしまう。

私は**ダイエットをするなら食事を減らすより、低体温を解消する**ことを勧めたい。そして健康的な美しさを手に入れてほしい。

ある時、学生の健康に関する意識調査結果の発表を聞いた。大学生の４人に１人が自分は健康ではないと思っているという結果であった。私は驚いたが、その割合は全国的にも同レベルなのだそうだ。若さの真っただ中にいる大学生の４人に１人は自分は不健康だと思っているのだ。そして彼らの多くが、冷え症や低体温なのである。

お年寄りは、病院の待合室や、老人会の集会などで集まると、自分たちの病気について話題にすることが多い。こんなにもいろいろなところが悪いのだと、何か自分の病気が自慢げにさえ聞こえることもある。そしてお互いに、同じような症状を持っていることがわかると安心感を得ているようだ。

もしかすると、若者も何か不調がある方がカッコいいとか、周囲の共感が得られるといったような感覚を持っているのだろうか。それとも本当に健康ではないと感じているのだろうか。

18～22歳の元気はつらつで、なんでも楽しくケラケラ笑って、徹夜なんてなんのそので遊び、勉強（？）し、病気なんて考えたこともなかった。そんな健康そのものの私の大学時代と比較すると信じられない結果であった。大変なことだ。

低体温と冷え症、どう違う？

ところで低体温と冷え症はどう違うのだろう。わりと、冷え症の人は低体温であることが多いので、よく混同されているが、低体温と冷え症は別のものだ。

この本でいう「低体温」は体温が慢性的に36℃以下の人をあらわす（医学的に定義された呼称ではないが）。冬山での遭難者などが陥る「低体温症」は、35℃以下まで体温が下がり命に関わる危険な状態だが、その「低体温症」とは異なる。

これに対して冷え症は、体温が何度以下という状態をあらわすのではなく、一般に、普通の人が寒さを感じないくらいの温度でも手足など体の一部や全身が冷えてしまうことを言う。女性だけでなく男性にも起こるし、冬場だけでなく夏場でも起こる。

私たちの体は酵素の働きで代謝が行われ、体温や生命活動が保たれている。そして人体の酵素が一番元気に働くのは37℃だ。だから私たちは、体の中心部の温度を37℃に保つため、体温を調節している。

熱い夏には、血管を拡張させて血液量を増やし、皮膚から外気に熱を逃がす。もっと暑ければ汗を出す。反対に寒い冬には血管を収縮させて熱が逃げるのを防ぐ。

特に心臓や肝臓など重要な臓器が集まっている体の中心部は常に血液で熱を集めて37℃に維持しようとする。そのため、血液が手足の先に行き渡りにくくなり冷えてしまう。つまり、冷えは体温を調節するメカニズムと関係している。

さらに、エアコン（冷やしすぎ）や、衣服（超ミニスカートなど）、食生活（冷たい飲食物の摂り過ぎ）でも冷えは起きるので、夏場にも生じる。

そして低体温と同様に精神的ストレスでも起きる。

このように冷え症も、一部は生活習慣病といえるのだ。

第1章

からだを温めて健康になろう！

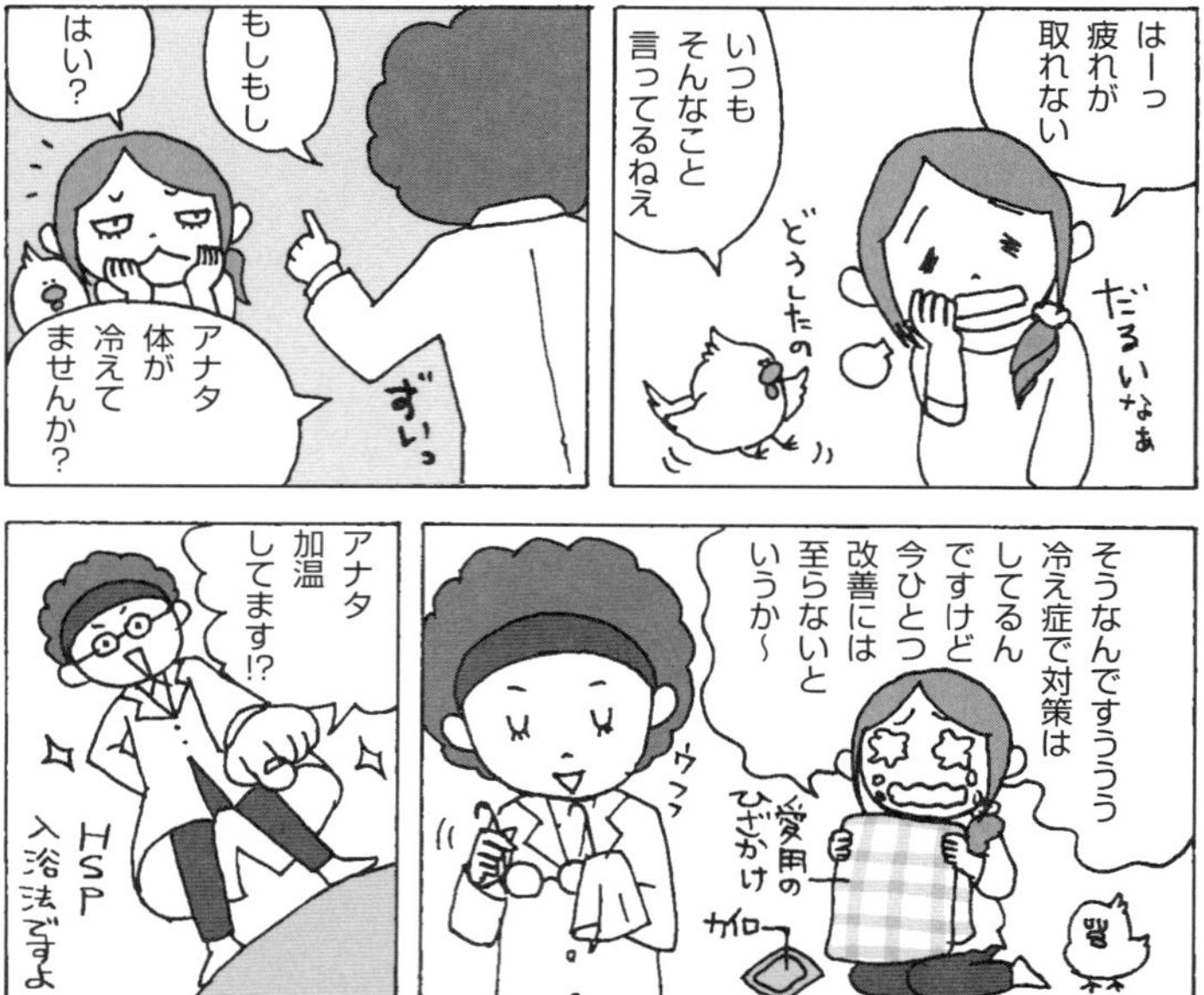
はーっ 疲れが取れない
だるいなぁ
いつもそんなこと言ってるねえ
どうしたの
もしもし
はい？
ずいっ
アナタ体が冷えてませんか？
そうなんですううう 冷え症で対策はしてるんですけど 今ひとつ改善には至らないというか～
愛用のひざかけ
カイロ
ウフフ
アナタ加温してます!?
HSP入浴法ですよ
加温？
HSP入浴法？
？
なんですかそれ
低体温が改善されるすごい方法なんです！
そしてもっとすごいことには…

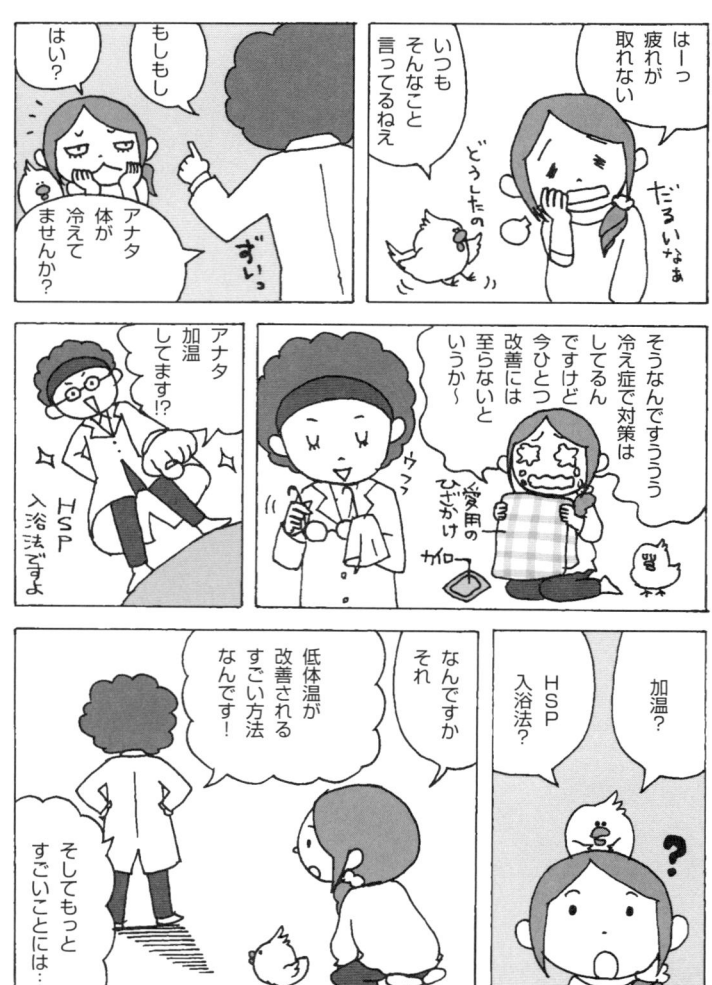

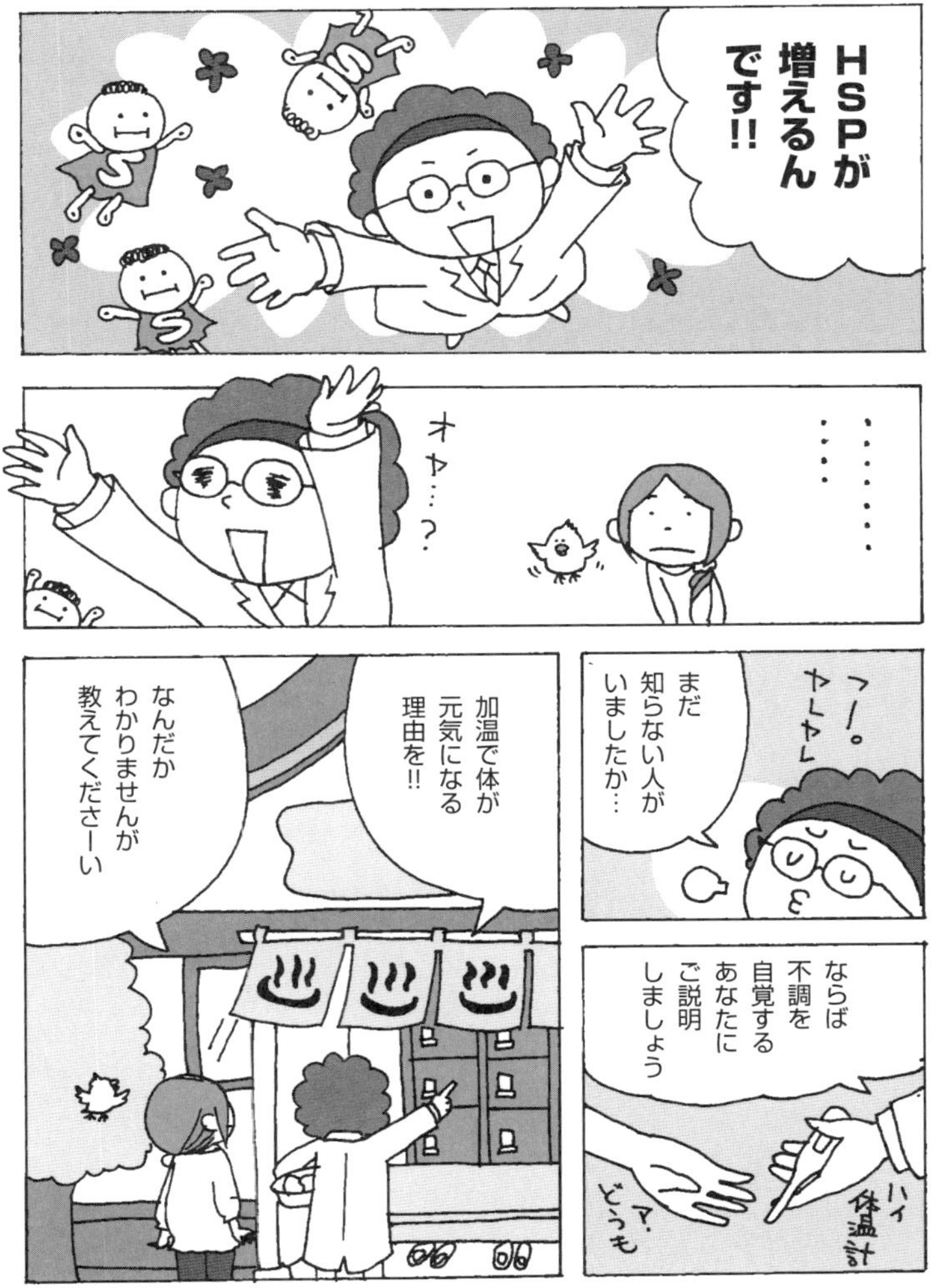
HSPが増えるんです!!
………
オヤ…？
フ〜。ヤレヤレ
まだ知らない人がいましたか…
ならば不調を自覚するあなたにご説明しましょう
ハイ体温計
ア、どうも
加温で体が元気になる理由を!!
なんだかわかりませんが教えてくださーい

ヒトの体温って

そもそもなぜ、ヒトの体温は37℃なの？

なぜ、私たち人間の体温は37℃が良いとされているのか。

実は、その理由はよくわかっていない。これぞという研究・報告がない。しかし、私たちにとって、エネルギー代謝や身体機能の活動効率などで、一番良い条件だからに違いない。

化学反応（代謝も化学反応）は、一般に温度が高いほうが活発で早く反応が進行するので、温度は高いほうがよい。しかし、温熱生理学の基礎研究から、43℃以上でさまざまな細胞が死滅するのは事実だ。だから生存するためには43℃以下でなければならない。高ければ高いほど良いというものでもないのだ。

これらのことから、43℃より十分低く、できるだけ高い温度ということで、安全を見込んで43℃より5～7℃低い…ということで、37℃くらいかなというアバウトな説明となる。

私たち哺乳類は体温が一定に保たれる恒温動物だ。食物を食べ、酸素を摂取し、エネルギーを作って、日常動作や運動によって生じる熱で体温を維持している。

トカゲなどのハ虫類は周囲の温度変化で体温が変わる変温動物である。ハ虫類は、食物からエネルギーを得る割合が少ない代わりに、太陽からの熱（日光浴）で体温を上げる。

今後もさらに生活は近代化され、人々の体温はゆっくり低下していくと思われる。

体温が低いとなにがいけないのか？

私たちの代謝（体の中での化学反応）は体温が高いほど活発である。そして、代謝を担っている酵素が最も活発に効率よく働くのは37℃（酵素の最適温度）である。つまり、体温が37℃に近いと私たちの体はもっとも効率良く働き、元気に活動し、健康を保つことができる。

電化・自動化で私たちの生活様式が変わったとはいえ、たかだか50年程度。遺伝子まで変わることは難しく、酵素の最適温度はすぐには変われない。

つまり、体温が37℃でもっとも代謝が効率良く行われるところ、体温が36℃、35℃

と低ければ、酵素が十分働けないので、当然私たちの体にも変調が起こってくる。

体の働きが全体的にレベルダウンしてしまうため、どこの臓器が悪いというわけではなく、なんとなく不調になり、重だるく感じられ、動きたくなくなってくる。代謝が悪いので太りやすくなる。頭の働きも悪いし、胃腸などの調子も良くない。

検査してみても大した異常もなく、不調の原因がわからず病名がつかないこともある。しかし、たとえ病名がつかず医者から「なんともないです」と言われても、本人は確かに体調が悪いのだ。決して健康ではない。このまま放っておくと病気への抵抗力も下がっているので病気にもなりやすい。

低体温をこのまま放っておいてはいけない

「冷えは万病のもと」ということは、みんななんとなく知っていると思う。

多くの女性は冷え症を自覚して、いろいろな冷え対策をしている。ひざかけやブランケットを巻いたり、靴下を重ね履きしたり、カイロや湯たんぽで温めたり、しょうが入りの紅茶を飲んだりしている。雑誌やテレビでも冷え対策の特集をし、世の中には冷え対策のためのグッズがたくさん存在する。

しかしなかなかこうした対策だけでは、低体温の改善まではできない。冷えからくる不快感を一時的に和らげることができても根本的な解決には至らないのだ。

低体温の人が最近非常に多くなってきている。運動不足で現代人は冷えるようになった。だから運動をするのはいいことだ。多くの人が運動不足を自覚し、健康を守るためにわざわざジムへ出かけ、骨格筋を動かして熱を発生させている。運動はした方が良い。

しかし、ジムへ行けなかったり、行く時間がなかったり、運動が嫌いだったら、どうすれば良いのか。

答えは簡単、熱が不足しているのだから外から熱をもらえばいい。

そう、**お風呂に入って、お湯から熱をもらえばいい**のだ。即ち体を温めることだ。

体温を上げて健康になろう

日本人はお風呂が大好きだ。お風呂に入るとほっとする。普段、湯船に浸からずにシャワーで済ませている人も、できれば湯船に浸かるようにしてほしい。

エアコンや、服装や、冷えやすい飲み物、食べ物で冷えてしまった体を温めてほしい。

そして、このお風呂の入り方にちょっとひと工夫すると、もっと健康になれる。その入浴法が、「ＨＳＰ入浴法」だ。簡単に言うと**体の中にＨＳＰを増やすための入浴法だ。**

週に2回行うことを習慣にしてほしい。4章で詳しくその方法を紹介しているが、このHSP入浴法を行うと、いろいろな効果がある。

たとえば…

- **低体温が治る**
- **代謝が良くなる**
- **疲労を解消する**
- **元気が出てくる**
- **運動能力が向上する**
- **病気にかかりにくくなる**
- **老化が予防できる**
- **お肌がきれいになる**
- **ダイエットしやすくなる**

こんな効果だ。

そしてHSP入浴法は安全で副作用もない。特別な道具もいらない。自宅にお風呂のない人は銭湯でも行える。

低体温・冷え症だからこそ一歩進んだ「加温」を

とくに低体温の人、および低体温で冷え症の人は、HSP入浴法を週2回ではなく、毎日7〜10日続けてほしい。毎日は難しいという方は1日おきでも良いが、その場合は、10〜14日間続けてほしい。

体温は、日内変動があり、朝低く午後高くなる（運動後、食後も高くなる）ので、時間を決めて体温を毎日測定する。体温は、上がったり下がったりしながら、0・5〜1℃上昇する。平均体温35℃の男性が、この方法で36・5℃まで改善した例もある。

低体温が改善したら、HSP入浴法は週2回でよい。

健康な人でHSP入浴法やマイルド加温を週に2回続けている人達もわずかに体温は上昇していく。体温が0・5〜1℃上がると、とても体が軽やかになった気がする。

低体温が原因のだるい、疲れやすいと言った症状が少しずつ軽減されてくる。

低体温ではないが、冷え症だという人もいるだろう。こういう人は、週2回のHSP入浴と、それ以外の日も湯温は自分の好みの温度でよいのでシャワーでなく入浴することをお勧めしている。

冷え症は、末梢血管の血液の循環が悪いことも原因なので、手足を温めてほしい。

特に末梢の血管へ分岐していく元の血管の平滑筋が交感神経刺激で収縮しているので、交感神経を休めるためにリラックスして湯に浸かるようにしてほしい。ポイントは、冷え解消から一歩進んだ「加温」である。

さあ、今日から始めよう！元気になる加温生活！そして増やそう、HSP！

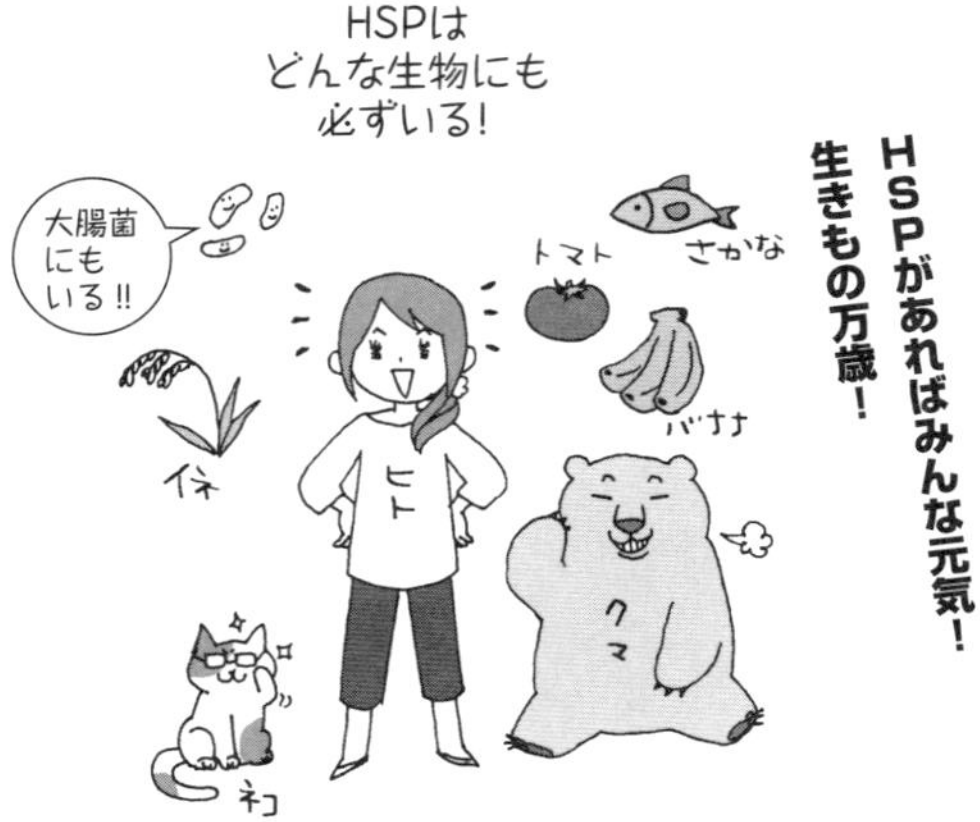
HSPはどんな生物にも必ずいる!
HSPがあればみんな元気！生きもの万歳！
大腸菌にもいる!!
トマト
さかな
バナナ
イネ
ヒト
クマ
ネコ

第2章

HSPを増やそう！

つまりＨＳＰってなんだろう？

とにかくＨＳＰを増やしたい、活用したいという人は４章を先に読んでほしい。また、それぞれの活用法の項を参照し、そしてまたこの章に戻って、ＨＳＰとは何かを知っていただきたい。

ＨＳＰとは

「ＨＳＰを市民語に」とＨＳＰの普及活動を始めて10年。なかなか実現には至らないが、それでも以前よりは「ＨＳＰを知っている」という人が増えたと実感している。

この本の読者のみなさんには、ぜひこのＨＳＰについて詳しくなって、その素晴らしさをいろいろな人に広めてほしい。

ＨＳＰの特徴を簡単に説明すると…

・目立たないのにジョーカーのようなすぐれもの（何にでも通用する）。

・ＨＳＰはとてもありふれたタンパク質で、地味で働きもの（どんな細胞にもいる）。
・決して偉ぶったり、脚光《きゃっこう》を浴びるタイプのタンパク質ではない（仕事が終わればひっそりと立ち去る）。
・あまりにありふれているので、みんなその存在に気づかない（いつでも控えめに働いている）。
・本当は、毎日、いやこの一瞬もＨＳＰのおかげで元気なのだ（元気の素）。
・知らずにいても、命に別状はない（介添役）。

でも、知ってしまうとすごいとわかるし、絶対に自分の健康に役立つ。

なんといっても弱きを助ける正義の味方だ。

いろいろ羅列《られつ》したが、この親しみあふれる紹介文からわかるとおり、私はＨＳＰが大好きだ。そして私はＨＳＰのように地味でも人の役にたつ研究・仕事をしたい。

知っている人にも、知らない人にもあらためてＨＳＰについて紹介しよう。

ストレスから私たち（細胞）を守ってくれる

ＨＳＰはストレスから私たちを守ってくれている。ストレスというと、精神的ストレスを思い浮かべる人が多いと思うが、精神的ストレスとは限らない。生き物の周辺には熱ストレス、病原菌への感染、紫外線、圧、飢餓などさまざまなストレスがたくさんあり、**どんな生き物もそれぞれにその生き物なりのストレスを受けながら生きている。**

いじめだってあるだろう。つらい精神的ストレスだ。大人にだっていじめはある。電話を取った、その声を聞くやとたん胃から腹部に走る変な緊張感、…そしてそれは痛みへと変わる。このストレスで何度車庫に車をぶつけただろう。

餌《えさ》を運ぶアリたちだって、猛暑の熱ストレスで熱中症になるかもしれない。ストレスを受けると細胞のタンパク質は傷つく。

しかし、いずれにせよ、ちょっとしたストレスで大ダメージを受けたり、死滅していては種は維持できない。生き物にとって一番大切なことは、子孫を残し種を存続させることだ。よって、どんな生き物でも、ある程度のストレスは自分で対処（修復）して、ストレスなんかに負けないよう元気に生きのびていく必要がある。だから**どんな生き物にも、ストレスに対処する能力がもともと備わっている。それがヒートショックプロテイン（HSP）である。**

細胞は水分を除けばほとんどがタンパク質でできている。ストレスによってタンパク質が傷つくと、構造がおかしくなり、作用を発揮しなくなってしまう。これはこのまま放っておくと、ダメージが蓄積し、細胞が機能しなくなり、健康が損なわれてしまう。

HSPはストレスによって細胞の中に増え、構造がおかしくなったタンパク質を修理して元気にしてくれる。

修復できないタンパク質を分解してくれる

タンパク質のダメージが修復できないほどひどい時は、HSPはそのタンパク質を分解してしまう。

ストレスや病気がひどい時は、HSPによって修復しきれなかったタンパク質がたくさん残ってしまう。そんな変なタンパク質がたくさんいる細胞を生かしておくと後にはがんやいろんな慢性疾患の原因になる。そんなときは、それらの細胞を死に導く。

細胞の死に方には2通りある。

交通事故のように、細胞が破裂して細胞の中の物質が飛び散り、まわりの細胞にも影響を与えながら死んでいく壊死《えし》（ネクローシス）と、もう一つは自然死（アポトーシス）だ。

アポトーシスでは、細胞の中にある核が細かく分かれ小さな粒のようになってその細胞だけが死んでいく。その小さな粒はマクロファージという掃除屋みたいな免疫細胞に食べられてなくなってしまうので、アポトーシスで死んだ細胞のところだけぽっかり空白になる。

ＨＳＰはネクローシスとアポトーシス両方に関わり、いずれの場合も「死ぬのはちょっと待って！」と、死なないようにタンパク質を元気にしようと試みるが、死ぬしかないとなれば死へ導く。

傷害されたタンパク質を修復する、分解する、細胞を元気にする、細胞を死なせる、などＨＳＰは矛盾《むじゅん》することをしているようだが、ＨＳＰとしてはどちらも細胞、そして生き物が元気に生きていけるように維持しているのである。

ちゃんと、私たちのことを考え、良い方法に導いてくれる。なんて賢いのだ。

免疫力を高める

ＨＳＰは傷害を受けたタンパク質を修復してくれるが、傷害を受けるまでぼーっとしているわけではない。バイ菌やウイルスと戦い、受けるダメージを減らしてくれるのだ。と言ってもＨＳＰ自身がバイ菌やウイルスに立ち向かいそれらを食い殺したりはしない。ＨＳＰは免疫細胞やそれらの活性（作用）を高め、最終的に私たちの免疫能を高めてくれる。つまり、ノロウイルスやインフルエンザなどの感染や炎症を防いだり、治したりする補助をしている。

例えば、ナチュラルキラー細胞（NK細胞）* の数や活性を高めたり、がん細胞を殺してくれるキラーT細胞の手助けをしたり、がんの免疫治療にも大いに貢献する。

このようなHSPの免疫増強作用を利用するため、病気の患者さんを加温してHSPを増加する治療がマイルド加温療法である。

特に意識しなくても、HSPは普段から私たちのからだを病気から守ってくれている。

＊NK細胞　自然（ナチュラル）免疫の代表選手として働く細胞傷害性（キラー）リンパ球の一つ。特に、がん細胞やウイルス感染細胞を傷害する。

タンパク質の付き人役

私たちの体は水分を除けば、ほとんどがタンパク質でできている。

私たちの体で一番重要なのがタンパク質だ。

タンパク質は100個以上のアミノ酸が決まった順番で（それぞれのタンパク質で順番と数が異なる）鎖のようにつながってできる。

このアミノ酸のつながる順番（アミノ酸配列）は遺伝子（DNA）に書かれている。

つまり、遺伝子とはタンパク質の作り方（アミノ酸配列）が書かれたレシピなのだ。タンパク質（ヒトでは約4万種ほどある）は、リボゾームというタンパク合成工場でレシピ通りにアミノ酸をつなげて作られる。

私たちは、60兆個の細胞からできているが、その1個1個の細胞には何十億個のタンパク質がぎっしり詰まっている。そしてタンパク質はそれぞれきちんとした折りたたみ式の立体構造を保っている。これが正常な状態である。

タンパク質は1秒間に数万個作られ、そして同じ割合で分解されている。すごい速度で新しいタンパク質が作られ、また壊されているのである。

HSPはこれらのタンパク質が、きちんとした立体構造を持った一人前のタンパク質になるようにその誕生に付き添い、そしてタンパク質がその働きを終えたらきちんと分解されるように導く。

他人（他のタンパク質）の一生に付き添う地味な仕事だが、重要な仕事だ。これをHSPの分子シャペロン作用という。（フランスでは若い貴婦人が社交界にデビューする時に付き添う年配の婦人をシャペロンと呼ぶことから命名された）

つまり、**HSPがいるから、タンパク質は誕生（合成）から墓場まで（分解）の一生を元気に安心して過ごせるのだ。**そして**タンパク質が元気であれば、タンパク質からできて**

いる私たちの体は元気に健康に保たれているということだ。

ＨＳＰはストレスで増える

ＨＳＰはストレスから私たちを守るために、ストレスによって増える。その増えるきっかけとなるストレスは熱ストレスのみでなく、紫外線、圧力、低酸素、精神的ストレスなどどんなストレスでもかまわない。どんなストレスによっても増える。

ヒートショックプロテイン（ＨＳＰ）は１９６２年イタリアのリトッサ先生のショウジョウバエの実験でその存在が示され、その後ＨＳＰの遺伝子も特定された。リトッサ先生は、ショウジョウバエをいつもの25℃より高い30℃の温度で飼育すると増えるタンパク質があるということを染色体の変化で観察した。その後、そのタンパク質はHeat（熱）Shock（ショック）Protein（タンパク質）と名づけられた。

ＨＳＰは熱ストレス（ショック）を付加すると増えるタンパク質として発見されたのである。その後の研究で、ＨＳＰは熱ストレスだけでなく、紫外線、放射線、低酸素、圧力などの物理的ストレス、酸・アルカリ（pH《ペーハー》）、アルコール、各種薬剤（抗がん剤なども）、細菌感染などの化学・生物学的ストレス、そして、テスト、試合、恐ろしい上司、いじめ、嫁姑関係などの精神的ストレスなどあらゆるストレスで増加することがわかってきた。

HSPは自分で増やせる

HSPのすごいところは自分で増やせるというところである。どのようにしたらHSPを増やせるのか？　それは細胞が死なないような適度なストレス、安全なストレスを与えることだ。そのための方法が、１章の最後で触れた加温である。

HSPは熱を加えることで増やすことができる。それを利用したのが、マイルド加温療法だ。マイルド加温療法は装置を使って医療機関などで行うが、多くの人が、いつでも簡単にHSPを増加できるよう確立したのがHSP入浴法だ。HSP入浴法は誰でも自宅のお風呂場や、銭湯などでもできる。有効に安全にHSPを増やすことができる方法だ。

細胞に、ストレスと感じるような熱を加えると熱ストレスから防御するためにHSPが増産される。あまり熱を高くし過ぎると細胞を傷めてHSPが作れなくなるので、ほぼ42℃、ちょっと熱めのお風呂くらいだ。40℃、41℃でも加温時間を長くすればHSPは増加する。

この40〜42℃というマイルドな加温で手軽に安全に自分で増やすことができるというのが、ＨＳＰのすごい特徴のひとつでもある。

ＨＳＰは誰でも、どんな生物でも持っている

また、ＨＳＰは、ショウジョウバエだけでなく、最も簡単なたった1つの細胞からできている大腸菌から、トマトや、ネズミ、そして60兆個の細胞からなるヒトに至るまで、ほとんどの生き物が持っている。

そして大腸菌のＨＳＰとヒトのＨＳＰは構造が半分同じなのだ。

つまり、どんな生き物であってもなんらかのストレスを受けながら生きており、そのストレスに対する防御タンパク質であるＨＳＰを生き物はみんな持っていて、そしてＨＳＰは生き物にとってなくてはならない必須のタンパク質だということである。

よって、大腸菌からヒトへの長い進化の過程においてもＨＳＰは消滅することなく遺伝子・ＤＮＡに保存されていると言える。

生命が誕生した時には、宇宙線や紫外線などさまざまなストレスを受けていたと思われるので、これらから身を守るタンパク質として生命細胞第1号からＨＳＰは存在していたと私は思う。

このようにどんな生き物も、もちろんヒトは誰でもＨＳＰを持っている。

ＨＳＰは胡散臭《うさんくさ》くない

ＨＳＰを健康のために利用することはできるが、それを胡散臭いと思う人もいるかもしれない。ＨＳＰは分子量（大きさ）をはじめ、さまざまな性質、作用（働き）、増加法（どうすると増えるか）そして、遺伝子上の発現場所（遺伝子上の位置）まで明らかとなっているタンパク質である。よって、正真正銘の遺伝子産物である。

つまり、二重らせんのＤＮＡ（遺伝子）にＨＳＰの作り方を書いたレシピの部分（遺伝子上の位置）があり、ＨＳＰを増加させたい時は、その部分をコピーしてきて、そのコピー通りにアミノ酸をくっつけてＨＳＰを作る、遺伝子が作り出すタンパク質である。

知らない間に増える魔法の力とは異なる。影も形もあるタンパク質だ。

ＨＳＰを増やすために細胞に加える熱はお風呂の湯温に近い42℃前後というマイルドなものだ。だから病院などで専用の装置を使って行う治療を「マイルド加温療法」と呼んでいる。

大学病院でがんの患者さんのがん治療にＨＳＰを増加させるマイルド加温療法を併

用する臨床研究を実施していた時、一部の教授からは、〝温めるだけで治るはずがない〟とマイルド加温療法をはなっから否定され、臨床研究は厳しい状況であった。

　あきらめるのは簡単だ。でも、へこたれそうなわたしを応援してくれたのは患者さんたちだった。

　マイルド加温療法は患者さんにはとても好評で、いつも予約はいっぱいだった。

　なんといっても、とても良い患者さんばかりに出会えて幸運だった。

　研究実験しか知らなかった私は、がんという重圧を背負った患者さんから多くのことを学んだ。自分の基礎研究が患者さんの治療に役立てられるのは本当にラッキーなことで、協力してくれた患者さんたちには今でもとても感謝している。

　マイルド加温でＨＳＰの遺伝子が発現し、ＨＳＰが増加するのは実験で確認することができる事実なのだ。

　そしてＨＳＰにはストレス防御作用、免疫増強作用、分子

マイルド加温療法

加温装置を使用して加温を行いHSPを増やす。

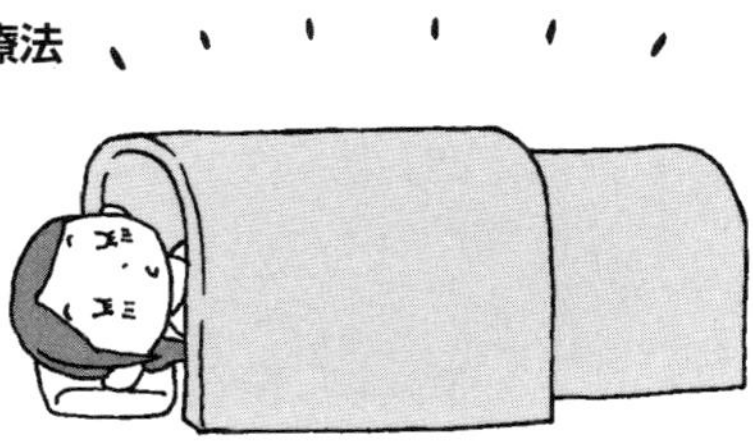

ドーム型の加温装置をベッドの上に置いて使用する場合

シャペロン作用の生理作用(体の中での働き)があることも、明らかに認められている。このあたりが根拠に乏しい民間療法とは異なる。そう、ＨＳＰは少しも胡散臭くない！

ＨＳＰは世界中で研究されている

ＨＳＰの研究はもちろん世界各国で行われている。

特に、ＨＳＰのタンパク修復機構や分子シャペロンとしての作用は世界中の多くの基礎研究者によってなされており、研究としては非常に面白い分野である。

ＨＳＰには非常に多くの種類があり、大きくは8種類ほど、さらに細かく分類すると１００種類近くあるといわれている。そして分子量で区別されている。

私の研究しているＨＳＰは分子量7万のＨＳＰ70というタンパク質で、最もよく研究されているＨＳＰである。この本で特に断りなくＨＳＰというときはＨＳＰ70について述べている。

大学などで行われる研究には、細胞や実験動物を使用して、その物質の遺伝子や性質や生理作用を研究する基礎研究と、治療法や薬物の効果を実際の患者さんの治療に使用して研究する臨床研究がある。

私の今の研究は、基礎研究と臨床研究の中間にあり、トランスレーショナルリサーチと言われる分野で、基礎研究を臨床に応用するための研究である。

私の場合は、細胞レベルでストレスによるＨＳＰの発現を調べ、ＨＳＰを高めるマイルド加温が実験動物のストレス性潰瘍や腎不全を防御することを確かめ、そしてヒトに対するマイルド加温へと研究が進んできた。

自分の行った基礎研究が、実際に患者さんの治療に応用できるというチャンスはめったにない。

例えば薬なら、１つの有効成分が治療薬として世に出るまでには多大な時間と研究費がかかるとともにその確率は極めて低い。

それを考えると、私は本当に幸運だ。

ＨＳＰは日本的で日本人に合っている

ＨＳＰの基礎研究は諸外国の方が進んでいるかもしれないが、ＨＳＰを増加させる活用法は日本人にとても適している。その理由は日本のお風呂文化だ。

特にＨＳＰ70は熱ストレス（40～42℃）で最も効果的に増加するので、日本人の大好きなお風呂が利用できる。家庭のお風呂、温泉、銭湯でもいい。

諸外国でも湯船や温泉はあるがだいたい日本に比べると湯温が低い。ＨＳＰはストレスで増えるので、湯温がぬる過ぎると体温があまり上がらず、ストレスにならない。だからこれではＨＳＰが増やせず効果がない。

またシャワーでも同様に体温を上げるのは難しくＨＳＰは増加しない。

日本人でも、生活様式の欧米化で湯船に浸かる入浴からシャワーを浴びるのみという人が増えてきている。日本特有の入浴文化をすたれさせることなく、日本人の健康のためにお風呂・温泉など見直すべき時である。

日本人が大好きなお風呂や温泉入浴が、健康と長寿につながるのだから、日本人にとってこんなエコロジカルな健康法はない。**HSP＝エコ**である。

医療費増加が問題となる昨今、お風呂や温泉を利用することで病気リスクを下げることができるのだから、**医療費削減にも大いに貢献できる**のではないだろうか。

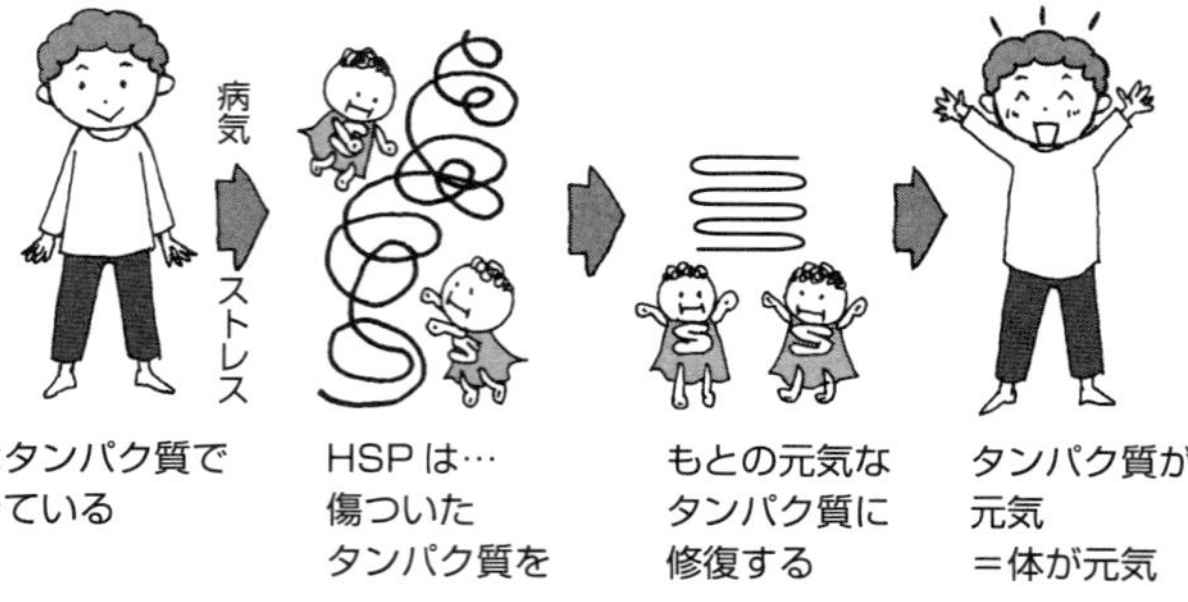
病気
ストレス
体はタンパク質でできている
HSP は…傷ついたタンパク質を
もとの元気なタンパク質に修復する
タンパク質が元気
＝体が元気

第3章

HSPのすごい力

詳しく知りたいＨＳＰのすごい力

ＨＳＰはどんな生き物にも共通して働く

ＨＳＰはなぜ、どんな生き物のストレスに対しても広く有効なのだろうか？

どんな生き物でもストレスを受けると共通の過程を経て細胞が傷害され、死に至る。ＨＳＰは生き物がストレスを受けた時の共通の過程、即ち細胞の傷害、そして死を抑制する。この共通性がＨＳＰがどの生き物にも同じように働く理由である。

つまり、どんな生き物もストレスを受けると細胞のタンパク質が傷害され、それを修復するのはＨＳＰなのである。また、傷害がひどく細胞が死ぬ時は（壊死でも、アポトーシスでも）ＨＳＰが「待った」をかけて死なないようにする。これもどんな生き物にも共通している。

ＨＳＰの実力

ここから具体的なＨＳＰの実力を紹介したい。ＨＳＰの実力のひとつは、やはり薬と違って、自己回復力を高めるということである。HSPは熱を含めどんなストレスで受けた傷害でも修復してくれる。また、傷害されたタンパク質がどんな種類のタンパク質でも、傷害を受け、構造異常を起こしていればHSPはそれを認識して修復してくれる。だから、どこが悪いというわけではないが、なんとなく体調不良であったり、体がだるいなど病気や原因が特定できない場合でも効果が期待できる。

薬は、特定の臓器、特定の細胞、特定のタンパク質（酵素や受容体など）に（こういうピンポイントの働きのことを特異的という）、素早く効果があるのに対し、**HSPを増加させるマイルド加温、HSP入浴法（4章）は非特異的に有効であり、すぐにというわけではないが、少しずつ全体的に体調が良くなっていく。**

傷害を受けた部位がわかっていればその部位（局所）に、よりHSPが増加するよう、局所の加温も同時に行うと比較的早い効果を期待できる。

病気・ストレス傷害の予防に

HSPは、現状で別にストレスや病気がなくても、予防的にも利用できる。

ストレスはどんなストレスがいつ起こるかわからない、また病気もそうである。いつどんな細菌やウイルスに感染するかわからない。

どんなタンパク質にも、どんなストレスにも働いてくれるＨＳＰはそんな不特定多数のストレスや病気の予防にもってこいである。

大きなストレスを受けることがあらかじめわかっている場合は、そのストレスに備えて、ＨＳＰを準備しておくといい。大きなストレスによる傷害を、小さなストレスによってあらかじめ準備したＨＳＰで予防・抑制するのである。

その小さなストレスにはマイルド加温・ＨＳＰ入浴法が最適だ。つまり**HSPはあらかじめ増やしておくことができるのだ。**このあらかじめＨＳＰを準備しておくマイルド加温を**予備加温**、**プレコンディショニング**という。マイルド加温、ＨＳＰ入浴法では、加温２日後をピークに１から３～４日後までＨＳＰは高くなる。**ストレスを受ける日の2日前に加温するのが一番効果的**である。

後で述べる「数々の実験が示すＨＳＰの効果」の場合においても、すべて２日前にマイルド加温を実施しておき、ＨＳＰを最大に高めて実験を行っている。

ストレスが起こる前にＨＳＰがすでにたくさん準備してあれば、ストレスを受けた時すぐに傷害を修復してくれるので、傷害がより防御されるようになる。できてしまった傷よりできるはなから治していくほうが早く治せるということだ。

テレビやラジオ、講演会のテーマもさまざま

ＨＳＰの働きは多様で、非特異的だ。だから私はこれまでＨＳＰが医療、看護、スポーツ、老化予防、美容、家庭生活などさまざまな分野に効果的であることを実証するさまざまな実験を実施してきた。

だから私に声がかかるテレビ、ラジオ、講演のテーマもさまざまで多岐にわたる。私も話すテーマを主催者の目的、来てくださる方の年齢層で話の内容を変えている。

例えば、地方によっては、定年を迎える方を対象に年金・マネープラン・健康のセミナーを実施しているところもあり、老後の健康について講演してほしいという依頼がある。こういった会では聞く人は定年前後の年齢層が中心となり、老後をいかに健康に過ごすかに高い関心がある。そこで加齢、認知症、アンチエイジングを含め、そのための加温についてお話しする。

こういった世代の人たちはやはり老後を楽しく、健康に過ごしたいという思いがあるので、みなさんとても熱心に聞いてくれる。学生よりまじめだ。

また、アスリートやスポーツ教育関連がテーマとなる場合は、運動によるＨＳＰの産生、コンディショニング、運動能力の向上についてお話しする。

医療への活用法といったテーマでお話しする場合ももちろんある。がんの患者さん、そのご家族の方は治療を病院に任せるだけでなく、自分でも、家庭でも、少しでもできることはないかといろいろな情報を求めていらっしゃる。そういった方を対象に、抗がん剤治療での副作用の軽減また抗がん剤の効果を高めるためのマイルド加温療法、HSPの免疫の話、HSPを高めるHSP入浴法を説明する。

また、医療関係者を対象に、がんの治療法としてのマイルド加温療法、看護、介護医療への応用の話をすることもある。

女性の方を対象に、美容をテーマに、紫外線ストレスによるダメージの予防や肌へのHSP効果などを話すこともある。最近は、野菜の加温による鮮度長持ち法などを含め、本当に多岐にわたるテーマでお話しさせていただく。

こうした講演内容の多様性は、HSPの働きの多様性のおかげである。

HSPには副作用がない

HSPを増やすということには副作用がないというのも重要な特長だ。

HSPには多くの種類があることが知られているが、この本で述べている熱ストレスで増加するHSP70については、副作用の報告は今のところない。

ＨＳＰが少ないとストレスに弱い、ＨＳＰが多いと長生きするなどの報告は多数あっても、ＨＳＰ自体に毒性があるとか、体に悪い影響を与えるという報告はない。
また、ＨＳＰを増加させるマイルド加温療法、ＨＳＰ入浴法もきちんと方法を守って行っていただければ今のところ副作用はない。もちろん入浴事故には気をつけてほしい。だから**加温によってＨＳＰを増加させる健康法は極めて安全な健康法であると言える。**

厄介者が役に立つ

がん細胞に熱を加えて死滅させるという治療法がある。がんの温熱療法（ハイパーサーミア）といい保険診療も適応される治療法だ（9章でもう少し詳しく解説する）。ＨＳＰを増やすことを目的とするマイルド加温療法とは区別される。このがんの温熱療法を実施すると、その後数日間は再度温熱療法を実施しても細胞の温度は上がらないし、効果も減少する。熱に耐性ができて効かなくなるのだ。

この熱耐性物質はがんの温熱療法では大変な厄介者として扱われ、これをなくす方法ばかり研究され、これを取り除くことが一番の課題であった。

その後、この熱耐性物質はＨＳＰであると判明した。

がんの温熱療法では43℃でがん細胞を死滅させる。しかし同時にHSPも産生され（温熱耐性）、2回目の温熱療法では温度も上がりにくく効果は激減する。

がん細胞に関して言えば、2回目の加温ではがん細胞は死ななくなり、がん治療効果は減少してしまうので、がんの治療にとっては厄介者だ。

しかしこれが正常細胞であれば、熱ストレスを加えられHSPが増えるので、細胞が強くなる、死なくなるということである。正常細胞が強くなる。すごいことだ。

温熱耐性で気がついたHSPの効果

私は、もともと生理学で学位を取得したこともあり、熱を加えて正常細胞が強くなるという現象は、がん細胞が死ぬことよりもっと興味のあることであった。

生理学講座では血液の凝固・線溶《せんよう》（固まったり、溶けたりする現象）を研究していたので、その後、放射線医学講座に移籍した当時は、血液自体や実験動物を加温し、どのような現象を起こすかを研究していた。

加温する温度を上げていくとウサギはDIC（播種《はしゅ》性血管内凝固症候群）という病気を発症する。この実験を行っている時、たまたまウサギの数が足りなくなり、仕方なく前回加温実験で使用したウサギを使用した。すると、前回加温実験で使用したウサギだけＤＩＣを発症しなかった。

前に行った実験の熱ストレスによって増加したＨＳＰは、ＤＩＣという病気も予防したのである。つまり、**ＨＳＰは熱に関係ない他の傷害や病気の防御・予防にも役立つ**ということである。これに意を得た私は、マイルド加温で病気の防御・予防効果を検討する実験を行った。

数々の実験が示すＨＳＰの効果

水浸拘束ストレス実験による胃潰瘍の防御

ＨＳＰに強い興味をもった私は、まず最初に動物のストレス潰瘍が、マイルド加温で増加させたＨＳＰで防御できるのかを確かめた(ストレスと言えばストレス潰瘍だ)。実験的ストレス潰瘍と言えば「水浸拘束ストレス実験」が一番有名であり、この実験で100％実験動物はストレス潰瘍ができる。あらかじめネズミ（大型のラット）を頭だけ出して全身を40℃のお湯で30分加温しておき、ＨＳＰが最大となる2日後に23℃の水に20時間浸水させる。

アルコールを飲ませたり、薬物で起こさせた胃潰瘍ではなく、冷たい水に、動けなくされて（拘束）、20時間もじっとしているというネズミにとっては過酷な環境条件下でのストレスだ。この実験で、マイルド加温は、ネズミのストレス潰瘍を50％抑制した。実はもっと興味ある結果は、死亡率である。事前に何もしないネズミの死亡率は、この過酷なストレスのもとでは30％以上であったが、マイルド加温したネズミは100％生存した。一匹も死ななかった。全身加温したネズミは、胃だけでなく、全身にHSPが増加したので、全身傷害の結果起こる死亡率を低下させたのである。

こういう実験の結果からも私は**全身加温を基本にしている。**局所を防御する時も、まずは全身のHSPを増加させる。

腎不全マウス実験での腎機能の防御

ストレス潰瘍のほかの病気でもHSPは効果を見せた。腎機能障害を起こさせたネズミ（腎不全マウス）による実験では、あらかじめマイルド加温したネズミは、マイルド加温していないネズミに比べて、腎臓の出血や腎機能の傷害を軽減させた。

ボツリヌス毒素による死亡を防御

非常に少量でヒトを死に至らしめるボツリヌス毒素は、生物テロにも利用されるほど恐ろしく強力な毒素である。これを用いた実験では、何もしないネズミは１００％ボツリヌス毒素で死亡したが、あらかじめマイルド加温したネズミは30％生存した。

生物テロに対して何も対応策のない今、マイルド加温療法、ＨＳＰ入浴法は貴重なそして**誰でもできる生物テロ対策のひとつだ。**

放射線障害の防御

放射線は増殖する細胞に強い影響を与えるので、常に活発に細胞増殖を行っている生殖器、骨髄、小腸の絨毛《じゅうもう》細胞に傷害を与える。だから、非常に活発に増殖するがんの治療に用いられるのである。

ネズミの小腸に放射線を照射すると小腸の絨毛細胞がぼろぼろになる。しかしあらかじめマイルド加温したネズミでは、細胞の傷害は防御され、放射線による傷害が明らかに軽減した。つまり**ＨＳＰは放射線障害からも細胞を守ってくれるのだ。**

その他の実験

これまでに、ネズミのショック死の予防実験、舌の火傷予防実験、肝臓の3分の2摘出実験などに加えて、ヒトでは筋肉痛の予防実験、運動による疲労実験などさまざまなストレス防御実験を実施してきた。これらの実験では、程度の差はあったが、すべてマイルド加温により、即ちＨＳＰを増加させることにより傷害からの防御効果が認められた。

そして動物実験を通してこうした効果がヒトにも適用されることを確信し、多くの人にＨＳＰを利用してもらいたいと痛切に感じるようになった。

ＨＳＰはあきらめると減る

ＨＳＰはあきらめると減ってしまう。

医大生にとってかなり重要な試験の10日前から、ＨＳＰ測定と自己ストレス評価（アンケート）を行った。予想通り、試験の４日前くらいから少しＨＳＰ値が高くなり、1日前、そして当日最大となり、試験の終わった1日後に急激に低下した。アンケートでは感じているストレスの度合いを５段階評価で答えてもらっていたが、ＨＳＰの値とその結果はよく一致した。

試験前、学生たちは食事もろくにとらず徹夜し真剣に勉強するが、ＨＳＰは増加しており、学生はＨＳＰに守られ試験前にはほとんど病気をしない。しかし、試験終了とともにＨＳＰは急激に低下し（10日前より低下している学生もいた）、この時風邪をひいたり、体調を悪くする。HSPが低下する試験終了後が要注意だ。

実施した6人の学生のうち1人のみ試験1日前にHSPとストレス評価ともに最大になり、試験当日両方とも低下した学生がいた。その学生に聞いてみると、もうダメだと思って当日試験をあきらめたのだそうだ。HSPはあきらめると低下するのだ。

確かにあきらめた患者さんは病気が治りにくい。

昔から〝病は気から〟と言うが、現代版では**〝病はHSPの低下から〟**と言えるのではないか。患者さんも学生さんもあきらめてはいけない。

でも、がんばりすぎないで！

あきらめると減ってしまうHSP。とはいえエネルギーが底をつくほどがんばりすぎてはいけない。体の回復のため20％くらい余力を残しておいてほしい。

私たちは食べ物を消化、吸収して最終的にATP（アデノシントリホスフェイト）というエネルギー通貨に換える。この通貨ATPを使って、仕事をし、しゃべり、笑い、走り、活動する。

HSPがタンパク質を修理する時もこのATPが必要だ。だから調子がいいからと言って、仕事をし過ぎないようにしよう。約20％のエネルギーはHSPのために残しておいてほしい。

HSPに感謝しよう

ＨＳＰは熱ストレスをはじめさまざまなストレスで増加し、そのストレスによる傷害を修復・予防するので、小さなストレスでは傷害はあらわれない。

だから、私たちは傷害を受けたことにさえ全く気がつかず、ストレスがあったことも知らないで過ごしていることも多い。本当にＨＳＰのおかげで大した病気もなく過ごしている。ありがたいことだ。

そして、ＨＳＰでも防御しきれないような大きなストレスがあった時（ＨＳＰが修復に不十分だった時）、口内炎が起こったり、胃が痛くなったり、筋肉痛が起こったり、円形脱毛症ができたりと、自覚できるような傷害があらわれた時に、ストレスがあったと気がつく。しかしＨＳＰはその前からずっと、さまざまなストレスによって受ける傷害を軽減し私たちを守ってくれているのである。

もしＨＳＰがストライキでも起こして全く働かなかったら…体はすごいパニック状態になってしまうだろう。

第4章

HSPをたくさん作りだす方法

ＨＳＰを増やす生活

ＨＳＰ入浴を楽しく有効に

これまでＨＳＰの効果と万能性についてお話してきたが、ここで実際にＨＳＰを増やす方法について詳しく紹介したい。普段のお風呂の入り方にひと工夫加えるだけで良いので、ぜひ試してみていただきたい。これまでにもＨＳＰ入浴法についてはいろいろなところで紹介してきたが、〝めんどくさい〟〝長続きしない〟という人々に、さらに簡単に実践しやすいように説明させていただく。

ＨＳＰ入浴法がめんどうだという人のためのＨＳＰ入浴法

準備

①バスタオルはすぐ取れるところに置く

浴室の中で体を拭くためにバスタオルを、水のかからない浴室のすみか、脱衣所

入浴時のポイント

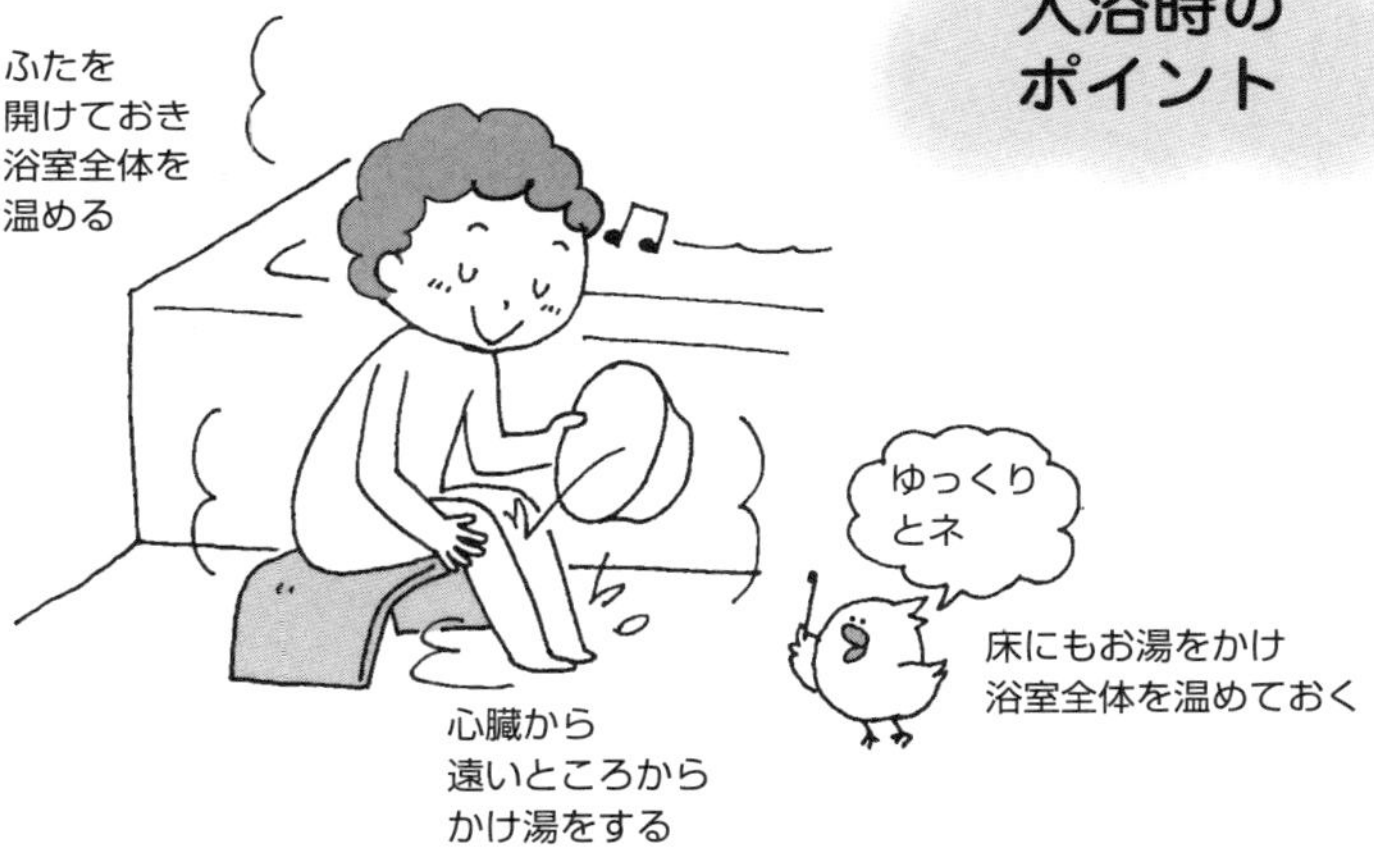
ふたを
開けておき
浴室全体を
温める
ゆっくり
とネ
床にもお湯をかけ
浴室全体を温めておく
心臓から
遠いところから
かけ湯をする

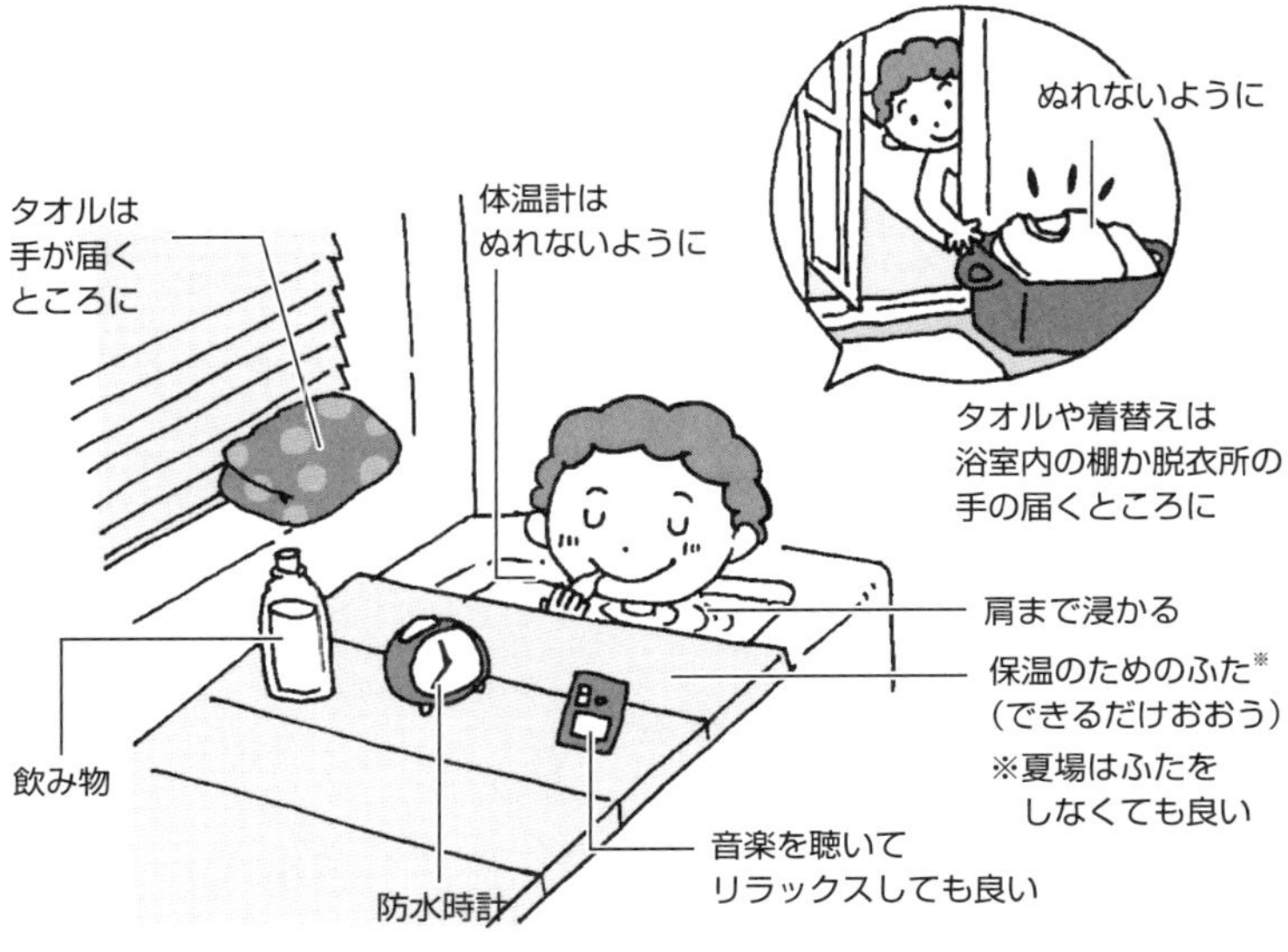
ぬれないように
タオルは
手が届く
ところに
体温計は
ぬれないように
タオルや着替えは
浴室内の棚か脱衣所の
手の届くところに
肩まで浸かる
保温のためのふた※
（できるだけおおう）
※夏場はふたを
しなくても良い
飲み物
音楽を聴いて
リラックスしても良い
防水時計

の手の届く所に置く。

汗が出にくい人、のぼせやすい人は入浴前にも水分補給しておく。

②浴室のタイルにかけ湯する。

特に冬場は浴室と湯温の温度差が大きいので、床タイルにかけ湯したり、浴槽のふたを取りしばらく浴室を温めてから浴室に入る。

とくに高齢者では、温度差による入浴事故に注意する。

③手、足、体にかけ湯する。

すぐに浴槽に入らず、手や足など、心臓から遠い部位からかけ湯して温めていく。

④浴槽には足、手、体と心臓から遠いところから浸かる。

⑤お湯が冷めないように（特に冬）、湯船のふたを体の近くまで覆《おお》うように閉めるとより保温効果が高まる。

湯温と入浴時間について

湯温は、必ず42℃でなければならないというわけではない。

熱さの感覚は個人差があるので、42℃では熱すぎるという人は41℃でも40℃でもかまわない。

高齢者、体力のない人、初めての人は40℃での半身浴から、時間も自分にちょうど良い時間から始め、少しずつ長くすればよい。

ＨＳＰ入浴法での湯温と入浴時間の関係は、基本では42℃で10分、41℃で15分、40℃で20分（血行促進効果のある入浴剤を使用すると15分でも可能）である。入浴時間は、各湯温に浸かっている合計の時間である。途中で湯船から出た場合はその時間を差し引く。みぞおち下までしか浸からない半身浴の場合は3～5分長めに入浴する。

この入浴中じっと身動きせず入浴しているのは、時間も長く感じるし、けっこうつらい。（ある患者さんは、浴室を暗くしてじっとがまんして入浴していたそうだ、修行ではないので、浴室は電気をつけ、入浴中は動いてかまわない。）

はじめは熱いと思うかもしれないが、全身浸かってしまうと気持ちが良く思えてくる。

湯温によって異なるが、5分ほどじっとしているとだんだ

お湯の温度	入浴時間
42℃	10分
41℃	15分
40℃	20分

だよ！

体温が38℃に上がるのを目指す

血行促進効果のある入浴剤を使うと入浴時間を短くできる

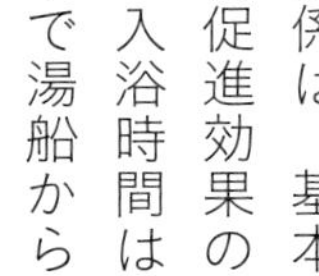

その場合は
40℃で
15分
（入浴剤使用）

ん温まってきたと感じるようになるので、その時点まではそのまま浸かっていてほしい。

⑥体温測定

この時の体温は37℃前後になっている。

その後もそのまま継続して入浴できれば必要な時間が経過するまで入浴する。

入浴中に熱くて出たいなと思ったら

熱くて（暑くて）必要な時間ＨＳＰ入浴ができないという人も多い。慣れていない人や、体温の低い人はよりつらく感じる人が多いようだ。続けられる習慣にするためにも無理をしてはいけない。

●湯船から出る

短時間であれば立ち上がって体をお湯から出したり湯船から出ても良い。しばらくそうしていて、また湯船に入りたくなったら、また浸かる。肩をしばらく出してから沈めるのをくり返しても良い。

●顔を洗う

お湯で顔を洗っても良い。お湯といえども洗顔すると涼しくなる。洗顔したお湯が蒸発する時、気化熱を奪うので、顔が涼しく感じられるのだ。さらに、その後絞ったタオルを顔に載せておけば、顔も加温することができ、美肌につながる（7章で解説）
　歯磨きなどをしても暑さがまぎれるし、時間の節約にもなる。

●湯船のふた

　夏場はふたをしなくてもほとんど湯温は変わらないのでふたをしなくても良い。しかし、冬場は入浴しているうちに湯温が徐々に下がるのでできれば首元まで浴槽のふたをした方が良い。

●アロマテラピー

　リラックス（ラベンダー、オレンジ）、気分転換（ペパーミント）、前向きになりたい（ローズマリー）好みによっては（ひのき）など

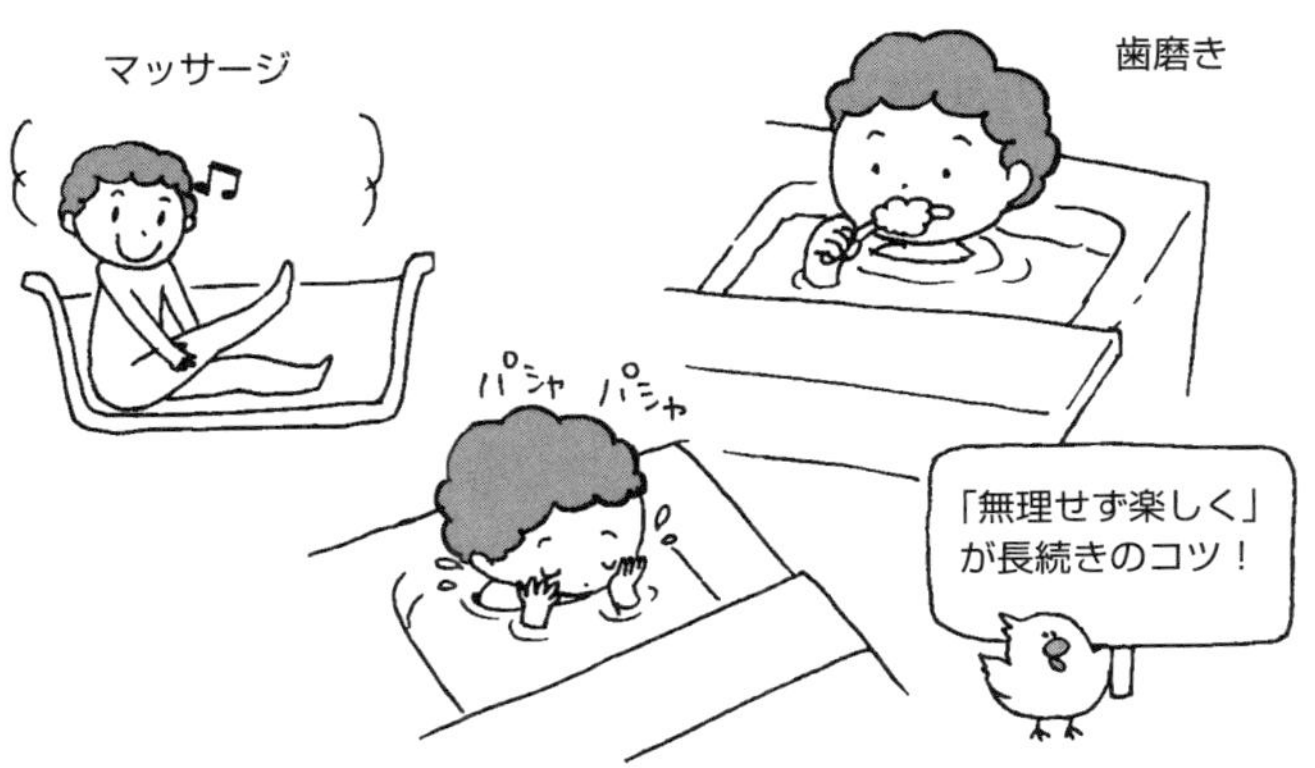
マッサージ
歯磨き
パシャ パシャ
「無理せず楽しく」
が長続きのコツ！

熱くて（暑くて）つらいと感じたら、
無理せず湯舟から出て休み、また入り直そう

目的や好みに応じて楽しんでほしい。
量や使い方はお手持ちのアロマグッズの使い方を確認してほしい。

●マッサージ

ふくらはぎやもも、腕などをマッサージする。血行が良くなり筋肉疲労が解消しやすくなる。このとき多少肩が出ても冷やさないようにすぐお湯に浸かれば大丈夫。

HSP入浴中に音楽やアロマを楽しんだり、疲れた体をマッサージするなど思い思いの時間を過ごしてほしい。お湯から体が出ても少しの時間であればかまわない。ぜひ習慣にしていただきたいので、楽しく無理のない方法で実践してほしい。

⑦体温測定

これでほぼ体温は38℃を超えるが、不充分な場合はもう一度湯船に1～2分入る。

保温について

普通の入浴と比べて、HSP入浴法で特徴的なのは保温である。この保温がめんどうだという人がけっこう多い。

熱い風呂から出たら、涼しくなりたいと思うがそれはもう少しがまんしてほしい。お風呂でせっかく体温を上げても、入浴後すぐに冷房のきく部屋で体を冷やしたり、冷たい飲み物を飲むとすぐに体温が下がってしまう。入浴後10～15分間は体温を37℃以上に保つため、保温をする。

保温については、夏と冬では大きく異なるので、夏の場合と冬の場合に分けて紹介する。また保温中にはたくさん汗をかく。せっかくお風呂に入ったのに！と思うがこのとき出る汗は、体温調節のための汗で、ほとんどが水分でサラッとしていて、タオルで拭き取っておけば、匂いや違和感も少ない汗だ。気になる人は保温終了後にさっとシャワーを浴びよう。

保温方法　夏の場合

①入浴後、浴室内で体の水気を拭きとる。

体がぬれたまま浴室を出ると、気化熱が奪われ体温が低下してしまうので、体の水気を拭き取ってから浴室を出る。

②服を着て保温する

部屋の温度が27℃以上であれば、下着（Tシャツ、パンツ）をつけ、汗をかくのでバスローブやバスタオルなどをかけて10～15分休息する（体温は37℃以下にならないよう着衣で調節）。

この間、大量の汗が出るので、必ず水分補給をする（体温が37℃以下になりそうな時は温かいショウガ入りの紅茶などを飲んで体温を上げる）。

③保温終了

保温が終了したら、そのまま着替えても良いし、シャワーやかけ湯をして汗を流しても良い。

保温方法　夏・浴室の場合

①浴室で保温する

浴室の温度は部屋の温度より高く湿度も高いので、そのまま浴室で保温すると効率的だ。体を拭いた後、バスタオルやバスローブをはおりそのまま浴室で10～15分休息したり歯磨きをしたりしても良い。

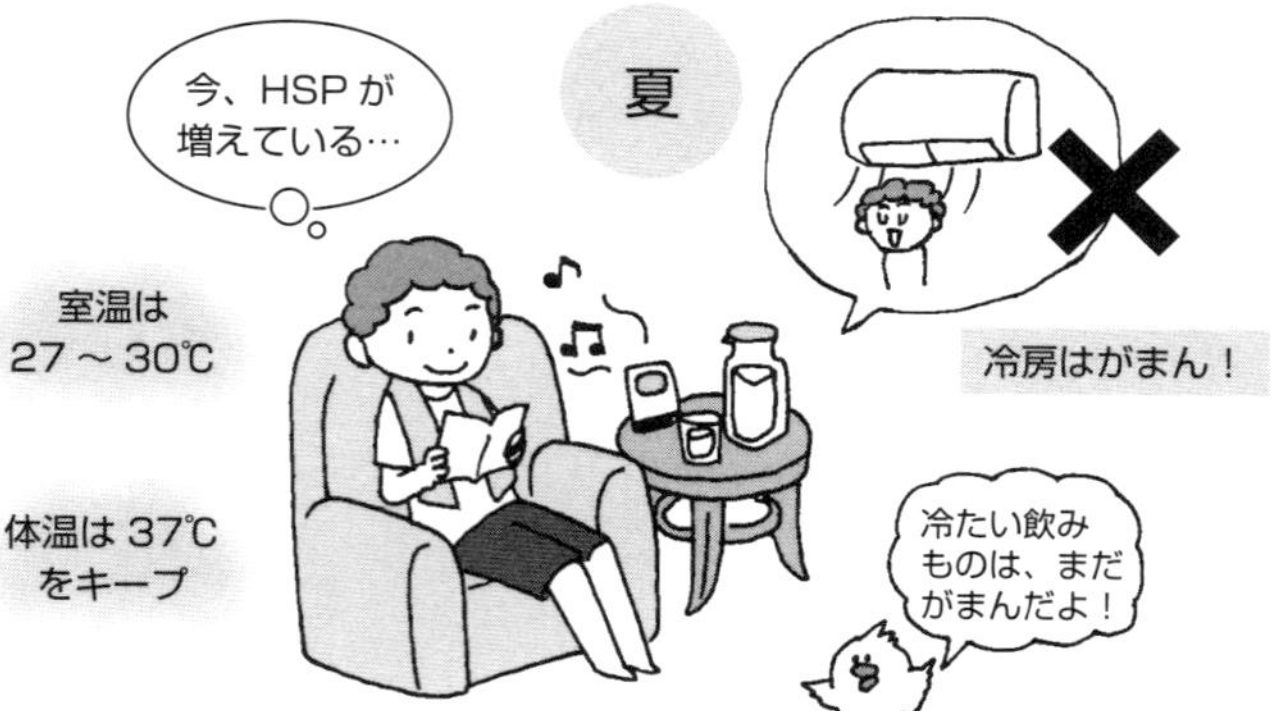
夏
今、HSPが増えている…
室温は27～30℃
体温は37℃をキープ
冷房はがまん！
冷たい飲みものは、まだがまんだよ！

10～15分間の保温と水分補給。
汗が出るので、水分補給はたっぷりと

②保温終了

保温終了後は、かけ湯をして汗を流し、もしくはそのまま浴室を出る。

保温方法　冬の場合

①入浴後、浴室内で体の水気を拭きとり、下着も着る

特に冬場は気温が低く体温が急に低下してしまうので、ぬれたまま浴室を出てはいけない。下着やTシャツ、はおりものなどを着てから浴室を出る。

②部屋を暖めて、保温する

できればエアコン、ストーブなどで室温を20℃程度にし、衣服で保温し（靴下も履く）10～15分休息する。

この間、大量の汗が出るので、必ず水分補給をする。

③保温終了

保温が終了したら、汗を拭き、着替える。

保温方法　冬・浴室の場合

①浴室で保温する

最近では浴室に暖房を設置している家庭も増えてきた。浴室暖房のある家庭では、保温のためにもこれを活用してほしい。

バスタオルで体を拭いた後、バスローブにくるまりそのまま浴室で10～15分休息したり歯磨きしたりしても良い。

②保温終了

保温終了後は、かけ湯をして汗を流し、またはそのまま浴室を出る。

水分補給

ＨＳＰ入浴中は保温時も含めてたくさん汗が出るので、十分な水分補給が必要になる。３００～５００㎖（ペットボトル約１本分）の水分補給が必要だ。脱水になると、ふらっとしたり、のぼせたりすることがある。**脱水の予防に入浴前にあらかじめ水分を補給しておいても良い。**

水分補給が必要だからと言って、冷たい飲み物を飲んではいけない。入浴後の体温が37℃より下がらないようにするため、室温程度の飲み物が良い。特に冬場はショウガ入りの紅茶など保温効果のある飲み物で体を温めるのも良い。

また、汗が大量に出ると水分だけではなく塩分も失われる。塩分を含み、浸透圧の調整がなされているスポーツドリンクなどは、入浴時に失われた水分の補給に適している。

入浴剤使用で、入浴時間をもっと短く

HSP入浴法をもっと短い時間で済ませたいと思っている方も多いと思う。

特に40℃の場合は20分かかる。しかし、私たちの入浴実験結果では40℃の湯温で15分入浴だと、さら湯（水道水使用）では、統計学的に有意なHSPの増加はちょっと難しい。

しかし、入浴剤、特に無機塩を含んだ炭酸ガスの入浴剤を使用すると、40℃の湯温で15分の入浴でも明らかなHSPの増加が認められた。そこで、この成果をもとにした入浴剤がJOC公式入浴剤パートナーである株式会社バスクリンによって開発され、2012年開催のロンドンオリンピック日本代表選手団に提供された。

入浴により温まった血液は全身を巡って細胞に熱を配るので、体全体が温まる。全身が温まる（芯まで温まる）ためには一定時間の入浴が必要となる。

このとき、お湯に炭酸が含まれていると血管が拡張されるので、より多くの血液が湯の熱で温まり、体温はさら湯より短い時間で高くなる。

また入浴剤に含まれる無機塩には保温効果があり、入浴後も体の温かさが持続する。入浴剤を使用するとＨＳＰ入浴法の時間を40℃のお湯で20分かかっていたところを15分と5分ほど短縮できる。

体温の測り方

お風呂に入りながら体温測定するので、脇の下で測る通常の測り方では、当然のことながら体温計が湯に浸かってしまい正確な体温測定ができない。

そこで、お湯の影響を受けないように舌の下の温度を測る（舌下温《ぜっかおん》）。

舌下温測定用の体温計が市販されているが、普通の脇下測定用の体温計をきれいにして使えば問題ない。

図のように舌の下に体温計をおき、口を閉じる。

舌下温は飲み物を飲むとその温度に影響されてしまうので（3～5分間ほど影響する）、測定直前には飲み物は飲まない。

浴室での使用では、湯の中に落としたり、浴室の湿気で故障したりするので、防水タイプの体温計を使用するか、または口中に入れる部位以外をビニールでくるんでおくと良い。

HSP入浴を始めてしばらくは、入浴中5分おきくらいに舌下温を測定して自分の体温の上がり方をチェックしてみよう。しばらく続けると体温計がなくてもだいたい何分入ると何度くらい、これくらいの体の温かさでは体温は何度くらいと自分でわかるようになる。

HSP入浴法でHSPが増加したかどうか調べるには

自分で増やせるHSP。増えたかどうか確認したい。しかし残念ながら、家庭で気軽にHSPの値を調べることはできない。専用の測定装置を使用する必要があるのだ。まだ、HSPは測定の需要が少なく測定できる研究機関も少ない。

HSP入浴法やマイルド加温療法でのHSPの値については実験で測定し、統計学的に95％以上の確率で増加することを確認している。個人差はあるが、方法通りに実施すればHSPは増加するはずだ。

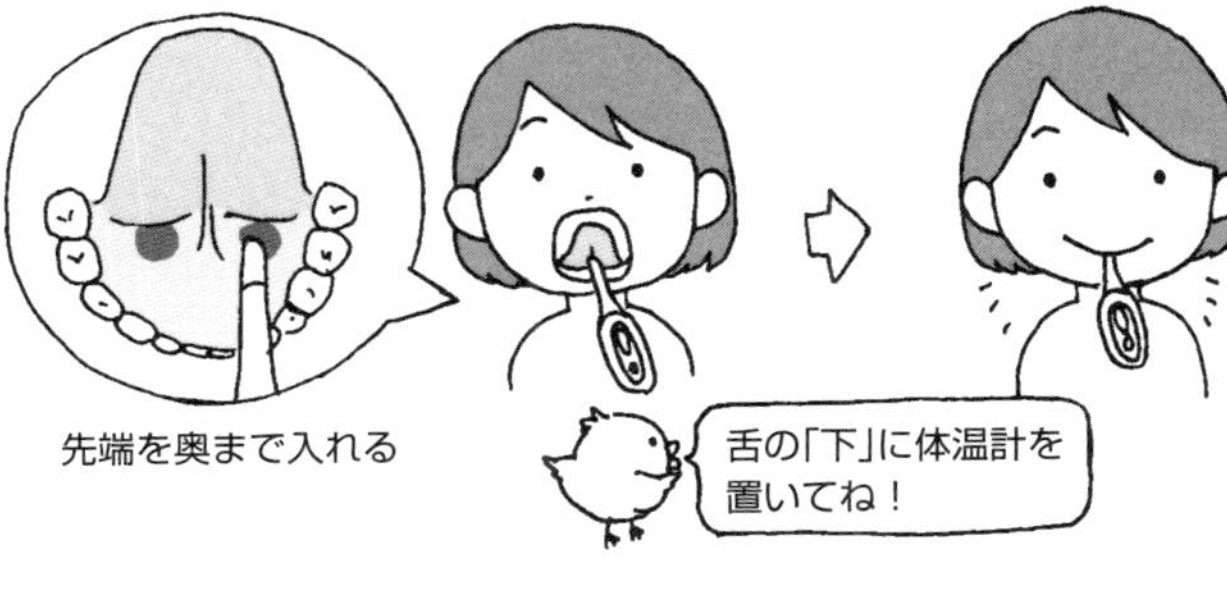
先端を奥まで入れる
舌の「下」に体温計を置いてね！

目安として、体温が１～２℃（２℃上がれば確実）上昇し、汗がじわじわと出てくる。この状態であればＨＳＰは増えているはずだ。

マイルド加温を実施した人達に、ＨＳＰの値を知らせず、加温後いつが一番体調が良かったかのアンケートをとった結果、体調の良かった日とＨＳＰのピークの日が１～３日後とほぼ一致した。ＨＳＰ入浴後、自分の体調が良いと感じられる日が、ＨＳＰの値が一番高い日だと思ってよい。

ＨＳＰ入浴法は週２回

これまでにも書いたが、毎日ＨＳＰ入浴法を行う必要はない。

ＨＳＰはマイルド加温やＨＳＰ入浴後２日目をピークに１～３または４日ほど増加した状態が続き、１週間後には元の状態に戻ってしまう。だからＨＳＰが減少した頃にＨＳＰがまた増加するようなペースでＨＳＰ入浴法を行えば週に２回のペースで良い。他の日は自由に入浴をしてほしい。

一般に、週明けの月曜日は登校拒否も多いし、会社にも行きたくない。ＨＳＰを高めて元気良く登校・出社できるようするため、土曜日にＨＳＰ入浴を行う。そうすると２回目は火曜日か水曜日に実施すれば、週末の木・金が元気に過ごせ、１週間が比較的体調良く過ごせる。

運動会やイベント、**大切な勝負日があれば、その日の1〜2日前にＨＳＰ入浴すれば良い。**

ＨＳＰが増えなくなる時

ＨＳＰ入浴法をを３ヵ月ほど続けていると耐性が起こって効果がなくなってくる場合がある。この場合は1〜２週間ほどＨＳＰ入浴法を中止しよう。

ＨＳＰ入浴法では入浴２日後をピークに1〜3日ＨＳＰが増加し、７日後には増やす前の値に戻る。つまり7日たてば、体がすっかり加温したことを忘れてしまっているのである。だから、週に2回のマイルド加温を約３ヵ月続け、体調が良くなったような実感が持てなくなった場合は、1〜２週間ＨＳＰ入浴

週に2回のHSP入浴法

HSP入浴の2日後がHSPの量が最大だとすると…

土	日	月	火	水	木	金
HSP入浴法	○	○	○	HSP入浴法	○	○

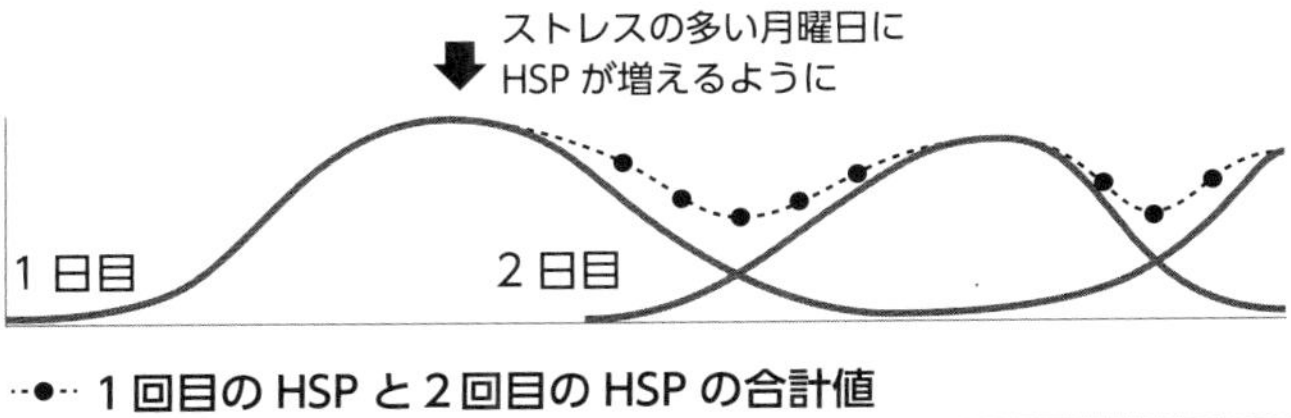

法を休むと良い。つまり、3ヵ月に1週間はHSP入浴をやめる。1週間やめて、また体が加温のことを忘れた頃に、週に2回のHSP入浴を再開すれば、またHSPを増やすことができる。週に2回のHSP入浴を1回忘れたとか、できなかったりして、間隔があいた場合には、7日間休んだことになり、HSP入浴法を続けて3ヵ月たってもあまり低下を感じない。

高齢の方や持病のある方へ

とくに高齢者の人に注意したいのが入浴の際の事故だ。

入浴関連事故での死亡者は年間の交通事故死亡者数より多い。

そして、明らかに季節限定、年齢限定の事故なのだ。冬（11〜2月に多く）で高齢者に多い（65歳以上70代が最も多い）。しかし、高齢者と言っても体力に大変個人差があるので、一概に何歳と言えないところが難しいところだ。

日本温泉気候物理医学会からも注意を促している（実は私はこの学会に所属しており、入浴関連事故調査会でも対策を検討している）。HSP入浴法では、「今日はHSP入浴法を行う日」と自覚して入浴するためか、ほとんど事故はないが、疲れていたり体調が悪いような日は注意が必要だ。特に、心疾患、脳疾患の持病のある方は、どんな入浴法のときでも、脱衣所、浴室、湯温の温度差に気をつける。入浴前に家族に「風呂に入るよ」という呼びかけをすることも必要だ。

HSP入浴法は普通の入浴法より体の負担になることがある。

一般に、42℃で10分のHSP入浴法は高齢者には勧められない。心臓などに持病のある人、医師に止められた人も行ってはいけない。

高齢者には目安として40℃での半身浴*をお勧めしている。その際も決して無理をせず、体調が悪くなったと感じたらすぐに中断して休憩してほしい。**加齢とともに体温を調節する中枢（コントロールセンター）の働きも鈍くなる。**

＊みぞおち下まで湯船に浸かる半身浴では心臓に負担が少ないので、ずいぶん楽に入浴できる。体力のない人にも良い。しかし、冬場など寒い時期は肩が冷えるので、タオルをはおったり、風呂のふたを首もとまで寄せるなどして冷やさないように気をつける。

日頃からシャワーでなくお風呂入浴を

HSP入浴法を週2回行えば、他の日はどのような入浴法でも良い。

とはいえ、HSP入浴時以外でもシャワーで済ませるのではなくお風呂に入ることを勧めたい。

日頃から湯船に浸かって入浴している人は、HSP入浴法を実施する時、日頃シャワーだけという人より体温が上がりやすく、HSPも上がりやすい。

5日間連続湯船で入浴したグループ（40℃10分）と、5日間連続シャワーだけだったグループで、40℃15分入浴を実施した実験では、湯船入浴群では体温が上がりやすくHSPは明らかに増加したのに対し、シャワー群では増加しなかった。ちなみにシャワーの湯温を40℃にして10分間持続しても体温は0・6℃程度しか上昇しない。

お風呂以外でHSPを増加させる方法

スポーツによるHSPの増加

ネズミを使用した動物実験では、1日30分以上の運動を2週間続けると明らかにHSPは増加した。10分間の運動では増加しなかった。

NHKの〝ためしてガッテン〟に出演した際の実験では、番組おすすめのスロージョギング（心拍数に変化がないくらいのゆっくりとしたジョギング）と、60％の負荷を加えたジョギング（心拍数が毎分40～70回程度増えるジョギング）を毎日30分間、2週間続けて実施した場合のHSPを比較した。

その結果、スロージョギングではＨＳＰは全く増加しなかったが、60％負荷ジョギングでは明らかにＨＳＰが増加した。スロージョギングは脂肪の燃焼には効果的だが、心臓に負担をかけないジョギングのため、ストレス負荷がなくＨＳＰは増加しなかった。よって、ストレス負荷のない運動ではＨＳＰは増加せず、ストレス負荷が加わる運動、ちょっとつらいなと感じるような運動を行うとＨＳＰが増加するのである。

薬剤によるＨＳＰの増加

薬でもＨＳＰは増やすことができる。

最もよく知られているＨＳＰ誘導剤はセルベックス（エーザイ）という日本で開発された広く知られている胃薬だ。有効成分はＧＧＡ（ゲラニルゲラニルアセトン）で、これがＨＳＰを誘導する。

胃の粘膜はいろいろな種類のストレスを受ける。ストレスによる傷害がひどくなると胃潰瘍になることもある。セルベックスは胃潰瘍の薬で、古くから胃薬として広く使用されている。ＨＳＰを増やすことでいろいろな種類のストレスから胃を守っているのである。

胃と同様にストレスを受けやすい臓器がある、舌である。熱い味噌汁を飲んだり、冷たいソフトクリームを食べたり、バイ菌の付いたキャベツを食べたり、常にストレスにさらされている。

ネズミの全臓器のＨＳＰを測定したところ、これらのストレスを受けやすい胃や舌には、他臓器に比べＨＳＰがたくさん存在することがわかった。

ストレスを受けやすい臓器にはちゃんと自分を守るＨＳＰがたくさん準備してあるのだ。その賢さに〝ワイルドだろう、すごいだろう〟と自慢したくなる。さすがＨＳＰ！

その他の方法

加圧トレーニングは、腕や足を専用のベルトで締めつけて行う筋力トレーニング法で最近はよく知られるようになってきた。

加圧トレーニングでもＨＳＰが増加するという報告がある。締めつける加圧ストレスを誤ると、血管に傷害を与えたり、血栓ができたりして危険なので免許を持った人の指導が必要だ。

ストレスを与えればＨＳＰは増加する。そしてどんなストレスでもＨＳＰは増加するが、そのストレスの大きさによってはＨＳＰでは、防御しきれず、健康を損なったり、生命に危険を及ぼす可能性もある。

よって、ＨＳＰ入浴法や運動以外のストレスでＨＳＰを増加させる時は、自分の体力、体調、環境をしっかり把握し、無理せず実施しなくてはいけない。

ＨＳＰ入浴法以外のストレスでは、ヒトにおいてどの程度のストレスでＨＳＰがどの程度増加するのか調べていないので、ＨＳＰを増やしたい人はＨＳＰ入浴法を利用してほしい。

ちなみに細胞にさまざまなストレスを与えて、ＨＳＰの増加を測定した実験では、やはりＨＳＰの名のごとく熱ストレス（加温）が最も効率的にＨＳＰを増加した。

つまり、**熱ストレスが最も多くHSPを増加させる。**

同じストレスでも防御できる人とできない人がいる

同じストレスでも、ＨＳＰを増やすことで傷害を防御できる人とできない人がいる。

腕立て伏せを１００回とスクワットを１００回行えば、たいていの人は筋肉痛になるだろう。この運動ストレス後の筋肉痛をマイルド加温が防御できるか、男子医大生の協力で実験したことがある。

事前に何もせずに運動した時は、学生さん全員にひどい筋肉痛が起こったが、約１

ヵ月後に2日前にマイルド加温を行ってから、同じ運動をした時は軽い痛みを感じた学生もいたものの、ほとんどの学生に筋肉痛が起こらなかった。マイルド加温でHSPを増やすことにより筋肉痛を予防できたという結果であった。

某テレビ局から、スポーツの日に放映する番組のためにこれと同様の実験を行いたいと申し入れがあった。

実験を引き受けたものの、テレビ局の人が連れてきたお父さんたちを見た瞬間いやな予感がした。実験対象者は50代のお父さんたち。聞けば日頃運動などしていないし、入浴も毎日シャワー、ばっちりメタボ体型だった。

100回の腕立て伏せもかなり大変そうだったので大目に見ながらやってもらったが、マイルド加温群とそうでないグループの比較のはずだったが、全員2日後には強度な筋肉痛が起こり、大変な惨事であった。

しかし、私の方もマイルド加温でHSPを増加させたのに「やっぱり筋肉痛が起こりました」では、なんとも困る。

とりあえず「すぐ家に帰って毎日HSP入浴法を行ってください」とお願いした。そして、その2日後、事前にマイルド加温していたお父さんたちは全員筋肉痛が完全に消失していた。事前に何もしていないお父さんたちはまだ筋肉痛が続いていた。

なんとかマイルド加温で増加するＨＳＰの効果を示すことができたが、あまりカッコ良くなかった。若い男子学生ではマイルド加温で増加したＨＳＰで、運動ストレスによる筋肉痛という傷害を充分防御できたが、体力のないお父さんたちにとっては、１００回の腕立て伏せは大き過ぎるストレスであり、増加させたＨＳＰでは足りず修復不可能だったのだ。だから筋肉痛を予防することができなかったのである。

またＨＳＰの不足で筋肉痛が起こったので、すぐにＨＳＰ入浴法を行いＨＳＰを増やした。これによりあらかじめマイルド加温をしたグループはＨＳＰの不足が解消され、早く筋肉痛が治った。

ＨＳＰ入浴法の体験記

なお、本章末に大学病院での臨床研究でマイルド加温療法を実施させていただき、その後は現在もＨＳＰ入浴法を実践してくださっている大腸がんの患者さんで術後４年目になる伊藤真理子さんの現況を紹介させていただいた。新しいこと好きで、何にでも取り組む姿勢と創造力はすごいのですが、ご本人もおっしゃっているように継続が苦手だそうです。４年間、再発もなくとても元気に過ごしていらっしゃるその陰にはご主人のＨＳＰのようなサポートが大きい（ちょっと口うるさいＨＳＰだが）。そんな伊藤さんが4年近くも続けられるのだからきっとみなさんにもできるはずだ。ぜひ真理子さんのように自分流HSP入浴法を習慣にしていただきたい。

ボイス 私とお風呂（HSP入浴法）

伊藤真理子

60代。4年前に大腸がんの手術、1年後肺転移がん手術

毎年、胃、大腸の内視鏡検査実施、半年ごとにCT検査を受けている。

私はここ数年汗だくには強いんです。

4年前に大腸がんの手術をしました。

縁あって術後一週間くらいから伊藤要子先生のマイルド加温療法を週2回受けることになりました。

私は手術を受けた大学病院でマイルド加温の治療を受けていたのですが、その後伊藤要子先生のご指導で、簡単に自宅でもマイルド加温ができるとわかり、術後4年間、週2回マイルド加温、HSPを高める療法を行っています。

私の一番不得手なこと。それは継続と言う努力です。

その私が4年間、自宅でしている療法は、お風呂に入ることです。

方法は、まずゆっくりと湯船に浸かり、自分の体温が38度ぐらいになるようにします。目安としては体中から汗が吹き出して来る感じ。もちろん脱水症にならないように水分補給は欠かせません。体温が上がったら15分程度の保温。私はバスローブを2枚着て浴室の中にころがっています。サウナより好きです。無料です。加温日の夜はスッキリしてよく寝られます。

先日、テレビでバナナを長持ちさせる方法としてバナナを50℃の湯に10分つける。とNHKの〝ためしてガッテン！〟で放映されていましたが、バナナも加温で長持ちになったわけです。伊藤要子先生には前からトマトやレタスなどでのHSPの実験結果を教えていただいていたので野菜は50℃、人は42℃が適温と伺っておりました。「なるほど！」とガテンがいきました。私も熱中症対策、長持ち対策のため自宅でできるお手軽サウナを週2回続けて行こうと思っています。

私はお風呂の効果として次のようなものがあると考えます。

①日本の寒い冬、蒸し暑い夏　を乗り切る。
②お手軽サウナでアンチエイジング。

③お手軽サウナのエステ効果によるサプリ、化粧品の減少　そして経済効果。

まさしく今日本に求められている「エコ」です。
日本は世界でも名だたる長寿国。
その理由は日本人の文化とも言って良いお風呂かも。

先日は夏の猛暑のなかゴルフを半ラウンドしました。他にプレーしている人達はほとんどいませんでした。これも週2回の熱中症対策のおかげかなと感謝しています。

第5章

ＨＳＰの元気活用法

HSPを「元気」に活用

風邪を早く治すHSP活用法

風邪をひいても仕事を休めない。初デートなのに風邪をひいてしまった。「なんとか明日までに風邪を治したい」という経験のある人は多いだろう。そんな時は、ぜひこの「風邪を早く治す方法」を試してみてほしい。

そもそも風邪とは主にウイルスや細菌に感染して上気道（鼻・咽頭《いんとう》）が炎症を起こし、鼻水、鼻づまり、発熱、頭痛、倦怠《けんたい》感など全身症状が起きることである。

この時、ウイルスや細菌の一部またはそれらの毒素が発熱物質となって、本来は各人の体温に設定されている設定温度を39℃とか40℃に上げてしまう。

勝手に設定温度を上げられても実際の体温がすぐに上がるわけもなく、風邪のひきはじめは自分の体温がまだもとのまま（たとえば36・5℃）なのでとても寒く感じる。

体は体温を上げるために、鳥肌を立てて、血管を収縮して熱を逃げないようにしたり、アドレナリンを出して代謝を盛んにしたりと一生懸命熱を作る。この時感じるいやな感じ、これを悪寒という。そこまで熱を作りだすのは大変で時間もかかる。

そんな苦しい思いをしないで簡単に体温を上げるには、〝やっぱ、お風呂でしょう〟

お風呂に入って湯温から熱をもらい、体温を一気に上げてしまうのである。

体温調節を行っている脳の視床下部《ししょうかぶ》は、自分で作った熱で体温を上げたのか、風呂からもらった熱で上がった体温なのか区別はつかないので、とにかく設定温度まで体温が上がれば解離《かいり》が起こり、今度は体温が下がり始める。この時、熱を捨てるため血管は拡張し、大量の汗が出る。水分補給をして汗を出し終わったら、着替えてゆっくり朝まで眠る。明朝、すっきり起きられ、元気に出かけられる。

この時大切なことは、いい加減な加温の仕方をしないということである。

やるならしっかり目的の設定温度（たとえば39℃）まで上げなければいけない。体温の上げ方が足りないと、不足分は自分で熱を産生して上げなければならないので、入浴後も悪寒が続き、逆に風邪が長引くこともある。

このようにすると、風邪は早く治すことができる。一度試してみてほしい（ただし、これで回復までいかない場合は早めに医療機関にかかった方が良い）。

そしてもちろん体温が上がったことによってＨＳＰも増える。「ＨＳＰ入浴法を行うようになってから風邪をひきにくくなった」とか、「風邪をひいても早く治るようになった」などの報告を受けることがとても多い。HSP入浴法で病気に対抗する力がアップするのだ。

HSPで免疫力アップ

病気に対抗する力と書いたが、つまり免疫力だ。HSPは免疫力とも大変関係が深い。入浴剤でおなじみの(株)バスクリンと実施したHSP入浴法の実験では、入浴温度、入浴時間、全身浴、半身浴、入浴剤使用などについて、より健康的な入浴法を検討してきた。この時、HSPの測定とともに免疫能を測定するためNK細胞活性を必ず同時に調べた。

今までの実験で、HSPが増加する時は必ずNK細胞活性も増加していた。実際にHSPがNK細胞活性を増加するという報告もある。つまりHSPを増やすと免疫力がアップするということを、実験で証明してきた。

けっこう巷《ちまた》では、なんでもかんでもそしてなんとなく経験的に「体を温めると免疫力が上がる」などと言われているが、実際に免疫活性、免疫力を調べているケースは少ない。

私たちはHSPとNK細胞活性を測定し、その根拠をきちんと示してきた。

よく効果がわからない場合に、〝免疫が上がった〟とか〝免疫が低下した〟とその作用を免疫力に押しつけたり、また、原因がよくわからないことをストレスのせいにする場合が多い。あまりにも〝免疫〟、〝ストレス〟という言葉が安易に使われている。こんな話を聞いたときは何を根拠にそう言っているのかを確かめるようにしよう。

ＨＳＰでストレス防御＝ＨＳＰで病気を予防

ストレスという言葉はあいまいではっきりわからないまま使われていることが多い。私たちは、体温が約36・5℃前後、pH（酸・アルカリ）は7・4前後、心拍数毎分60～80回というように一定の正常範囲内で生きている。この正常範囲内に維持しようとする働きをホメオスタシス（恒常性）という。正常範囲から逸脱させるような刺激がストレスである。ストレスが大き過ぎたり、長く続くとホメオスタシスが破られ、病気になる。

正常範囲から逸脱すると病気になってしまうので、逸脱させないように、正常範囲に戻そうとする力を私たちは持っている。この作用を担う物質のひとつがＨＳＰである。ＨＳＰは私たちがいつも正常範囲以内でいられるようストレスから守ってくれるのである。

ＨＳＰの予防医学への活用

病気になる前に予防のためのＨＳＰを！

なんの病気でもそうであるが、かかってからでは治りにくい。

ＨＳＰによるタンパク質の修復も同じである。タンパク質が傷害を何度も受けていたり、傷害がひどくなってしまった場合は、修理が困難である。

ストレス傷害が起こってしまった後より、ストレスや病気が起こる前にあらかじめＨＳＰを準備しておけば、効率良くその傷害や病気を防御できる。**ストレスを受ける前に日頃からHSPを増やして病気を防ぐ**ようにしたい。

風邪や感染症の予防

風邪やノロウイルスなど、同じ場所にいて、同じような感染状況にあっても、風邪にかかる人とかからない人がいる、同様にノロウイルスに感染する人としない人がいる。いろいろ細かく条件を調べれば差はあるかもしれないが、やはりその人の免疫力の差に関わるところが大きいと思われる。

今まで私の出演したテレビを見たり、本を読んだ方からお便りをいただいたり、お話を聞いたりした中で一番多いのは、ＨＳＰ入浴法を行うようになって、「風邪をひきにくくなった」、「風邪をひいても早く治る」などの報告である。

つまり、ＨＳＰは風邪や感染症の予防に役立つ。

階段の上り下りなどの運動が楽になる

ＨＳＰを増やしたことでどのくらい私たちの日常の活動に影響があるのか調べるための実験を行った。ＨＳＰ入浴法の前と、実施1～2日後では、高さ32㎝の踏み台の昇降テスト（毎分30回を5分間）による心拍数変化（体力指数）を比べるものだ。この結果明らかに心拍数の減少（体力指数の増加）が認められた。心拍数が高まると言うことは、心臓がドキドキして負担が高いことをあらわしているので、ＨＳＰが増えた状態の方が楽に踏み台昇降を行えたということだ。

これはＨＳＰを増やすと階段の上り下りがちょっと楽になるということだ。

また、この踏み台昇降運動実験では実験の前後に疲労に関するアンケートを行った。それによると運動後の疲労やぐったり感も減っていた。

疲れにくく楽になった

ＨＳＰを増やすためのマイルド加温療法で知り合った高齢の女性患者さんのお話だ。この患者さんはマイルド加温療法を始める以前は近くに買い物に行くのもしんどかったが、マイルド加温療法を実施してからは風邪もひかなくなり、体調が良くなり、特に加温１日後は体が楽で自分で買い物に出かけ、食品を選ぶことができるようになったとおっしゃっていた。重い荷物を持って帰れるようになるほどではないが、実際に食品を見て自分で選べることがとても嬉しいそうだ。

その他もＨＳＰの増加によって日常的なほんのちょっとしたことができるようになったり、体調が良くなったり、朝の目覚めが良くなったり、体が楽になったとの報告が多い。

特にＨＳＰ入浴法で得られるＨＳＰの増加は、病気をすぐに直してしまう薬のような強力な作用はない。何十倍、何千倍にもＨＳＰが増加するわけでもなくて、せいぜい１・5倍とか2倍とかの増加だ。いろいろな疾患に悩む患者さんには身の回りのことが楽にできるようになるだけで、自分は良くなっていると思える嬉しいことなのだ。

ＨＳＰがＱＯＬ（Quolity of Life：生活の質）を高めるということの実証だ。

第6章

ＨＳＰの長寿活用法

老化をＨＳＰで防ぐ

ＨＳＰは年をとると減少する

年をとるといろいろなものが減少・低下する。

細胞の老化は遺伝子・ＤＮＡの端についているテロメアというタグの数でわかる。タグは細胞が１回分裂すると１つ取れて減少するので、残ったタグの数がその細胞の寿命だ。ヒトの血管内皮細胞の実験では40〜50回ほど分裂する。そこまで分裂の回数を重ねると、細胞も年をとって見た目にも大きくカスカスで元気がなくなってくる。若い細胞は小粒でピチピチしている。そして調べてみると年をとった細胞はＨＳＰの量が少ない。だいたいヒトの年齢にして60〜70歳くらいから急に減ってくる。

消化液の分泌も減少するので、だんだん食事量も減少してくる。年をとれば食事量は減ってきて当然なのだ。基礎代謝量も高齢者になれば減少するので、若い時のようにはたくさんの栄養はいらない。だから食事も年相応に減らして食べられれば良い。

年をとると、細胞の代謝も低下するので、けがをした時も傷の治り方が、代謝の盛んな子どもに比べるとうんと遅い。

代謝の低下は産生する熱の減少につながり、体温も低くなる。年をとると体温も低下する。筋肉も使わなくなるので萎縮して細くなる。しかし、筋肉の細胞の数が減少するわけでなく、使わない筋細胞が細くなって萎縮するのだから、できるだけ動いて、運動（ラジオ体操をまじめにきちんと行うのも効果的）するのが良い。

脳も萎縮して小さくなる。萎縮の原因は主に神経細胞の数の減少である。

非常に個人差が大きいが、知的機能（認知機能）も老化とともに低下する。これは脳内の情報連絡速度が老化とともに遅くなるのが原因で、いろいろな課題をこなしていくのが遅くなる。よって、老人はとっさの反応や判断がしにくくなる（だからお年寄りを急がせてはいけない）。

あまり気にされないが、予備能も減少する。要するに無理が利かない。

このようにして人は年をとる。誰でも必ず年をとるし、老化を止めることはできない。この章では、その老化による各機能の衰えを少しでも補えるようにするためのＨＳＰ活用法についてお話しししたい。

HSPで老化予防

もちろん、HSPも年をとると減少する。だから老人になるといろいろなストレスに対して弱くなるし、免疫力も低下して病気にかかりやすくなる。

しかし、老化で減った分を補充できるほどでなくても、HSPは自分で簡単に増やすことができる。いつでもどこでもそして何歳になっても。ここが魅力である。

通常、マイルド加温やHSP入浴法は週2回を勧めているが、私の患者さんで86歳の女性の場合、体力的に週1回で何年間も実施していた。これでも体調は良くなり「私が元気なのはマイルド加温のHSPのおかげです」と大変喜んでいただいた。

このような経験から高齢者であれば、体調改善のためのマイルド加温やHSP入浴法は人によっては週1回でも効果が得られると考えている。

自宅のお風呂で、ゆっくりと体を温めてHSPを増やしてほしい。もちろん昼間でもいい。40℃ほどの湯温で、入浴剤を入れる。半身浴で休みながら無理のないHSP入浴法を楽しむのも良い。HSP入浴法を行った日は夜のトイレの回数が減りぐっすり眠れるだろう。入浴後の風呂場の掃除などが面倒な場合は近くの銭湯に出かけるのも良い。

老後の温泉巡りは高齢者にとって大変理にかなった健康法だと思う。

入浴以外にも、ゲートボールなど無理のないスポーツや、各種イベントへの参加など、積極的にわくわく、ドキドキすることにも挑戦してＨＳＰを高めよう。

老化は酸化。ＨＳＰは酸化ストレスを防御する

毎日呼吸している空気には20％の酸素が含まれ、常に私たちはその酸素に接している。この酸素のうち、より酸化力が強力な活性酸素の発生率は約２％だ。

私たちの体の中ではとても多くの酸化反応と還元反応（酸化の逆の反応）が起こっており、均衡を保っている。特に酸化力の強い活性酸素は殺菌作用もあり重要であるが、大量に産生されれば細胞に傷害を与え、いろいろな病気の原因になってしまう。

これらの過剰な酸化反応を防御するため、私たちはカタラーゼやＳＯＤ（スーパーオキサイドジスムターゼ）という活性酸素を消去する酵素を持っている。日々余った活性酸素や酸化物をつぶしているのだ。

しかし、疲れてつぶしそこなった活性酸素や酸化物も日々蓄積してくる。年をとるとこれらが増えていろいろな病気の原因になる。

そこで、毎日の余分な酸化を消去することが老化予防につながるとして、抗酸化ビ

タミンのビタミンC、ビタミンE、β－カロテン、リコピンなどの抗酸化物が〝アンチエイジングのサプリメント〟としてたくさん出回っている。

酸化も過剰になれば私たちにとってはストレスだ。こうした酸化ストレスによって起こるさまざまなタンパク質の傷害、ＤＮＡの傷害の修復にもＨＳＰが活躍する。

15年ほど前あたりから、流行語のようにして広まった活性酸素、フリーラジカル、酸化ストレスであるが、これらの傷害を防御するのもＨＳＰなのである。

このようにして、ＨＳＰは酸化ストレスの防御、つまり老化を防ぐのにも役立ってくれている。

世界一の長寿とＨＳＰ

２０１１年の平均寿命は東日本大震災の影響で男女とも短くなり、女性は27年ぶりに長寿世界一の座を香港《ほんこん》に譲った。しかし、２０１２年女性の平均寿命86・41歳と世界一に返り咲いた。２０１２年男性の平均寿命は79・94歳と過去最高となり、男性も昨年の世界8位から5位になった。長寿の理由はいろいろあるだろう。

私は、やはり風呂だと思う。日本人が大好きなお風呂入浴、この入浴習慣により日々産生されるＨＳＰこそが、日本人の健康を守っているのだと思う。

日本人にとって、入浴は単に体をきれいに洗うだけでなく、安らぎ、疲労回復、リフレッシュなど体と精神面への効果も持っている。

人は、まずは生まれてすぐ湯船に浸かりきれいに洗われる。そこから〝入浴〟が始まるのだ。胎児の時はお母さんからさい帯血を通して酸素をもらっていたが、誕生とともに自分で呼吸して酸素を得て生きていくという過酷な変化（ストレス）に適応しながら成長する。このためには赤ちゃんはHSPというストレス防御タンパク質が必要であり、たくさん持っている。

幼児期もお母さんやお父さんと「あと10数えて」などと言われながら湯船に浸かって温まる。成長期には身長も体重も増加し、細胞がどんどん分裂増殖し、多くのタンパク質が必要になりHSPも多く必要だ。

思春期を経て大学生、社会人になると成長も一段落する。また時間に余裕がなくなることから簡単にシャワーで済ませることが多くなる。

しかし、定年過ぎて時間に余裕が出てくるとまたゆっくりお風呂に入ったり、温泉に出かけたりと再びシャワーより入浴の方が多くなる。

もしかしたら日本人は、人生の必要な時期に入浴でHSPを増加させ健康に役立てているのではないだろうか。必要な時期にちゃんと入浴でHSPを補っているからこそ日本人は長生きできるのだと思う。

日本のお風呂文化を復活、継承しよう！

ＨＳＰは長寿と関連している

加温やＨＳＰは、生物の寿命とも関連がある。

ショウジョウバエを毎日高温の飼育容器に入れて飼育すると、少し寿命が延びる。また、線虫《せんちゅう》という白い１㎝くらいの虫のＨＳＰの遺伝子をたくさん発現するようにしてやると線虫の寿命が明らかに延びると報告されている。そして、反対にこのＨＳＰの遺伝子をノックアウト（発現しなくする）すると線虫は短命になってしまう。

このことからもわかるようにＨＳＰの量（発現量）は寿命と関係している。ＨＳＰが増加すると生物の寿命は長くなるのだ。

海女《あま》さんも加温生活

テレビドラマの影響か海女さんが注目を浴びている。

２０１３年のお正月番組〝世界！ご長寿超人グランプリ〟という番組で84歳（出演当時）で現役の熱海《あたみ》の海女さんである島静子さんの健康の秘訣についてコメントさせ

ていただいた。

島さんは漁が終わると42℃の熱海の温泉に入り、そのあと焚火《たきび》の前で充分に体を温め暖をとる。島さんご自身はこれが健康の秘訣だとおっしゃる。

島さんの健康の秘訣はまさしく加温生活。漁は40～50秒の素潜りを1時半から2時間続け、これを午前・午後の2回行うのだからかなりのストレスだ。

漁の後にちょっと熱めの42℃の熱海温泉に入り、そのあと海女小屋で焚火に当たりながらしっかり体を保温している。理想的なＨＳＰ入浴法である。

この42℃の温泉と焚火の保温を、漁のある日は欠かさず実施しているという。その日の疲労を回復させ、次の日の漁のための疲労予防となり、これが84歳の海女さん、島さんが「健康の秘訣」とおっしゃるのはＨＳＰ的には誠に理にかなっている。

漁で冷えた体をＨＳＰ入浴法で温める、昔ながらの加温生活が海女さんの健康を支えているのだ。

ＨＳＰで野菜を元気に長持ちへの活用法

ヒトでの長寿（長生き）は野菜たちにとっては長持ちということになるだろう。

最近野菜の50℃洗いが話題になった。これもＨＳＰの働きのおかげである。

レタスなど野菜を50℃で90秒洗うと熱ストレスでHSPが増加し、レタスの酸化による褐変《かっぺん》が防御される。野菜の50℃洗い、これも野菜への熱ストレスによるHSPの増加を応用したものだ。**植物でもHSPが長寿に貢献する**のである。

HSPが野菜の寿命を伸ばす実験では、2000年にトマトを42℃で24時間加温すると熱ストレスでHSPが増加し、トマトの完熟が5〜7日遅れ長持ちする（長寿）という報告もある。

私がNHKの〝ためしてガッテン〟に出演させてもらったときもHSPの効果としてレタスの50℃洗いとトマトの42℃加温を行った。

調理関連分野の先生方が出版されている「野菜の50℃洗い」関連の本は大変話題となり、テレビでもいろんな番組で放映されたが、HSPと結びつけて説明されることは少ない。しかし読者のみなさんにはぜひ、これらの野菜の鮮度の維持には、熱ストレス（50℃洗い）によるHSPの効果が関与していることを知っておいていただきたい。

特に、空気中の酸素による酸化（酸化ストレス）による鮮度の低下（茶色くなる褐変や腐敗）を防御し、鮮度を維持していることは重要だと考える。酸化ストレスこそが老化なので、これを防御することが長寿（長持ち）につながる。

ヒトの寿命は100年近くにもなるが、線虫やショウジョウバエ、レタスやトマトの寿命は短いので長寿・長持ち効果が目に見えてわかりやすい。

ＨＳＰのことを知らなくても、実際にお湯で野菜を洗うとしゃきっとなる。やってみた人も多いと思うが、あれはＨＳＰが野菜を守っているのだ。

ＨＳＰで認知症予防

ＨＳＰが認知症の予防にも一役買うという話もしたい。

抗がん剤治療にマイルド加温を併用する臨床研究で、認知症を伴った膀胱がんの患者さんにマイルド加温療法を実施させていただいた。認知症の薬も服用していたが、ＨＳＰ誘導剤のセルベックスも許可を得て毎日服用してもらった。

奥様がいつも付き添い、個室での入院生活が約1年続いた。時々認知症のテスト（ＨＤＳ－ＲとＭＭＳ）を実施し認知症の進行もチェックしていた。一般には、入院生活は単調であり、高齢でもあったことから認知症が進行してしまいがちだが、この患者さんの場合は、しばらくして認知症テストのスコアーは少し改善し、そのまま最後まで全く低下しなかった。奥様やご家族、お孫さんのことも入院前と同様に理解し、日常的にも変わりなかった。大好きな『北国の春』のＣＤを流すと、いつも同じところで歌えなくなった。演歌は苦手な私だが、この時だけは付き合って歌った。私のことは温熱の先生と認識できたのだが、私の名前は最後まで覚えてもらえなかった。新しいことを覚えるのは難しいことなのである。

マイルド加温とHSP誘導剤セルベックスの服用によるHSPの増加が認知症の進行予防に役に立ったのではと思っている。

認知症、特にアルツハイマー病の場合は、脳内のβ―アミロイドタンパク質の構造異常とそれらの凝集（老人斑）が大きな原因である。最近、慶応大学の水島徹先生が、記憶学習能力が低下し老人斑を持つアルツハイマーモデルマウスに対し、セルベックスでHSPを増加させることが有効であったと報告している。アルツハイマー病の予防薬としてHSP誘導剤のセルベックスが期待できそうだ。

マイルド加温やHSP入浴法も明らかにHSPを増加させるので、前述の患者さんのように認知症の進行予防の一助になるのではと思っている。

第7章

HSPできれいになる活用法

ＨＳＰで体の中からきれいに

ＨＳＰできれいに

あまり自分自身が美容などのテーマに関心が低いためか、これまで美容などとは縁遠く、研究の対象にしなかった。バンダナとジーンズへのこだわりはあるのだが…。しかし、ご存じのように肌もタンパク質でできている。しわや日焼けなど肌のトラブルはタンパク質の傷害なので、タンパク質の修理屋さんであるＨＳＰはここでも活躍する。

お肌の大敵、紫外線は肌にとってはストレスだ。ＨＳＰはこうした紫外線ストレスから肌が傷つけられないように、皮膚を守ってくれるし、また傷害を受けたら修復もしてくれる。紫外線を浴びると皮膚を保護するためにメラニンという色素が作られる。メラニンは皮膚を守ってくれるが過剰にできるとシミになる。慶応大学の水島徹先生が報告されているようにＨＳＰはメラニンが過剰にできるのを防いでくれる。紫外線による炎症を抑え、しかも必要以上にはメラニンの働きをじゃましないので、メラニンが不足して肌がかえって傷んでしまうということもない。

化粧品の中には、メラニンの産生を防ぐというものもあるが、実はそれは前述のような理由から危険な面もある。HSPなら安全に美肌を守ることができる。

女性のがん患者さんのがん治療に携わるなかで「病気であってもきれいでいたい」という思いを女性の私だから感じ、そういうことにも尽力すべきだと思った。

がん患者さんだからこそきれいに

私は、がん治療の併用療法としてHSPを増やすためのマイルド加温療法の臨床研究を行うために、多くのがん患者さんに接してきた。泌尿器科に所属していたこともあり、患者さんの多くは男性で美肌とか美容とかいう言葉とは無縁であった。時々患者さんから「看護師さんに肌つやが良くなったと言われた」と聞くことはあったが、元気になれば男だって肌がきれいになるのは当然だというくらいに思っていた。

接する患者さんは比較的病状が重い方が多かったので、生きるか死ぬかの患者さんとの関わりに、美容とか美肌の話などそんな余裕はなかった。

ところが、NHKの〝ためしてガッテン〟出演後、女性のがん患者さんでマイルド加温を希望する人が急に増えた。

そうした方が入院中、外泊、外出で外に出る時は、めいっぱい元気そうに、きれいに見えるようお化粧し、ウィッグ（カツラ）をつけ出かける。重い病気の治療中であっても、精いっぱい気を使っていた。

元気になりながらきれいになるＨＳＰエステ

ところでマイルド加温療法を行うときは、全身加温が基本だ。全身のマイルド加温を行い、その後がんのある部位を局所加温する。

マイルド加温療法では、加温装置から頭部だけを出して全身を加温するので、顔は基本的に直接加温しない。顔は加温しないのに患者さんたちは、体調が良くなるとともに、顔色や肌つやも良くなる。私はこうした経験からマイルド加温に美肌効果、美容効果があることを知っていた。全身の細胞に増加するＨＳＰによって肌もきれいになる。

私の講演を聞いて、マイルド加温でＨＳＰを増やし、安全で体への負担の少ない美容法を実践しているサロンがあるので紹介したい。エステサロンでは施術の中で体を温めるというものが多い。そうした経験の中で得た美容効果が、ＨＳＰの存在を知ったことで確証となり、**がん患者さんや病気を抱える人たちの、元気ときれいの実現に貢**

献している。まさにHSPエステだ。

紫外線によるシミ・しわ予防にＨＳＰ

紫外線ストレスが肌にダメージを与えるということはみなさん知っていると思う。

２０１２年、慶応大学の水島徹先生により「紫外線による肌のシミ・しわを42℃加温（ＨＳＰ）が防御するというマウスでの実験結果」が報告された。これによって、人の42℃加温も注目された。

水島先生の実験ではヌードマウス（体毛のないマウス）を42℃のお湯に5分間浸けるとＨＳＰが増加し、紫外線を10日間毎日当ててもしわができないという。お湯の温度が37℃のときはしわができたということだ。

つまり**お湯で温めるだけではなく、ＨＳＰを増やすように加温しなくては紫外線からの防御効果はない**ということだ。

お肌の瑞々しさを保つことでおなじみのコラーゲンは紫外線が当たると分解酵素が活発になって分解されてしまう。ＨＳＰはこの酵素の活性を抑えるので、コラーゲンが減らず、しわやたるみが予防される。そしてメラニンの産生を抑制し、シミを予防する効果もある。

美肌を目指す方には、HSP入浴法で全身のHSPを増やすことをお勧めする。

皮膚表面だけなら短時間の加温でもHSPは増やせる

HSP入浴において、私たちヒトの全身の細胞のHSPを有意に高めるには、体の芯まで温まる必要がある。42℃加温で5分といった短い時間の入浴（カラスの行水実験）で全身のHSPを増やすことは無理で、10分間かけて全身を温める必要がある。

しかし、皮膚表面の細胞だけであれば直接お湯と接しているので、熱が伝わるのも早く5分でも42℃に温度を上げることができる。42℃のお湯で洗顔する「42℃洗顔」でHSPを増やすことも、皮膚への効果に限定すれば可能である。

ちなみに先の実験で使用したヌードマウスの体重は約20～30gとヒトの2000分の1なので、人間より早く温まる。だから5分という短い時間でもHSPを増加させることができる。

42℃洗顔

女性の患者さんのおかげで少し美容にも目覚めた。

そこで、HSPを増やし、肌を健康にするための42℃洗顔の方法を紹介する。

加温してＨＳＰを増やすことが目的で、汚れや化粧品を落とすことが目的ではない。メイクのクレンジングなどは別途自分に合った方法で行ってほしい。

方法はいたってシンプルだ。42℃のお湯で約3分洗顔する。普段洗顔に使うお湯より熱いだろう。

肌が温まったら、約2分間42℃のお湯で温めたタオルで保温する。

その後は乾燥しないように保湿液をつけておく。

洗顔を行う前に冷水で冷やす方法も有効だ。温度差がストレスとなり、ＨＳＰの産生を高めると考えられる。

しかし、加温の基本はいつでも全身の細胞のＨＳＰを増加させることである。ＨＳＰで

お風呂で行うとより手軽にできる

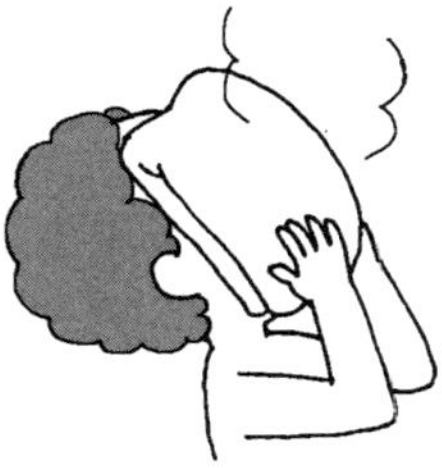

42℃のお湯で温めたタオルで約２分保温する

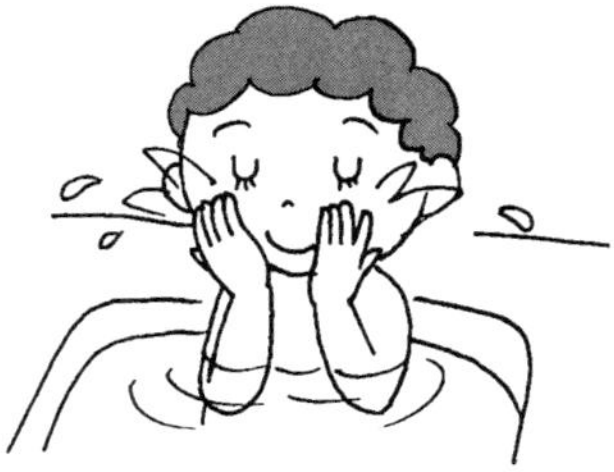

42℃のお湯で３分洗顔

きれいになりたい人は、より効果的にＨＳＰに働いてもらうために、全身加温も週に2回実践してほしい。

コラーゲン専門のＨＳＰ

コラーゲンは美肌に関係するだけではなく、皮膚、軟骨などに含まれるタンパク質だ。全タンパク質の30％を占めるほど私たちの体には多く存在し、種類も多い。

コラーゲンは、皮膚の一番外側にある角質、そして表皮、その下にある真皮の層に網目のようにはり巡らされて、肌のはり、弾力を担っている。

これがストレスを受けて傷つくと、肌のはりや弾力は失われてしまう。

一般に皮膚からは分子の小さい成分は吸収されるが、コラーゲンのような分子の大きいタンパク質は吸収されない。化粧品中のコラーゲンが皮膚から取り込まれて自分のコラーゲンになるということはない。

また、健康食品などに含まれるコラーゲンを食べて自分の体内のコラーゲンが増えることもない。コラーゲンはタンパク質なので、食べれば消化されて、アミノ酸に分解される。食べたコラーゲンが即、肌のコラーゲンになるわけではない。

これらのことからコラーゲン入り化粧品や健康食品については、コラーゲン自体の効果を期待しない方が良い。

ところで、コラーゲンにはコラーゲン産生に専門のＨＳＰ、ＨＳＰ47が存在する。ＨＳＰは、一般的なＨＳＰ70のように相手（タンパク質）を選ばずかいがいしく介添えするものと、特定のタンパク質のために働くものがある。ＨＳＰ47はコラーゲンと結合して、コラーゲンが作られるのを手伝い、またコラーゲンの品質管理も行ってくれるため、作られるコラーゲンの質も良くなる。

ちなみにこの本で述べているＨＳＰ（ＨＳＰ70）ほどは増えないが、このＨＳＰ47も、ＨＳＰ70と同様に加温で増やすことができる。

健康的な「きれい」

化粧品を使用すれば、ほとんどの人はきれいになる。その化粧のやり方や、使用方法が上手であればあるほどきれいに見える。

ＨＳＰの増加による美肌・美容効果は、これらの化粧品とは基本的に原理が異なる。肌を温めてＨＳＰを増加させると、ＨＳＰがコラーゲンやその他のタンパク質の日常的な日々の傷害を修復し、また修復できないほど傷害のひどいタンパク質は分解する。常に元気なタンパク質、元気な細胞にするとともに、肌の免疫力も高める（皮膚の感染、化膿、アレルギーなどの予防)。

HSPは肌の細胞を元気にして、美肌・美容に貢献する。体の外から肌をきれいにする化粧品に対して、**HSPは体の中から肌をきれいにする**のである。そして紫外線ストレスを防御してシミ、しわも防ぐ。また、お化粧ののりも良くなる。

本書執筆中に化粧品による健康被害が話題となった。美肌・美容も健康があってこそだ。「きれい」を得るための安全性には注意してほしい。HSPは副作用もない。HSPを増やして健康的にきれいになろう。

失恋にもHSP

恋をして失恋した人は、胸が痛く苦しく、食事も食べられなくなったり、ふさぎこんだりと失恋症候群(正式な病名ではない)に陥《おちい》る。これも失恋という精神的ストレスが原因だ。失恋した時も、HSP入浴法や温泉で身も心も温めて、失恋の痛手を癒し、リフレッシュしよう。

小さな失恋を経験しておくと、後に来る大きな失恋の傷害を軽減する。失恋(ストレス)に耐性ができるのだ。今回の失恋が次回の失恋の痛手の予防薬だ。

また、HSPは失恋によって受けた心の傷の回復も助ける。HSP入浴して心の傷を癒し、健康美を手に入れて美しくなり、もっと大きな恋に望みを託そう。

失恋も数をこなせば、痛手も少なく回復も早くなる。…はずであるが、精神的ストレスは、法則や理論に合わない場合もある、また、個人差も大きい。

HSP入浴法でダイエット効果アップ

ＨＳＰ入浴法はダイエットをしている人にもお勧めしたい。

ＨＳＰ入浴法では、入浴により体温が上がり、血行が促進され、代謝が高まるため当然エネルギーが消費される。また入浴法自体が普通の入浴より、湯温が高い、入浴時間が長い、保温を行うなど、消費するエネルギーが多い。

ＨＳＰ入浴法には中性脂肪を減少させる効果もある。中性脂肪はメタボリックシンドローム因子のひとつなので、メタボリックシンドローム対策にもなる。

私たちの体には自分の意思で動かすことができる骨格筋が、筋肉全体の約40％ある。骨格筋は運動で増え、骨格筋が増える（骨格筋率の増加）と、運動で消費するエネルギーが増える。

また、私たちは何もしなくても生命を維持するために〝基礎代謝量〟と呼ばれる消費エネルギーが必要である。１日の総消費エネルギーの6～7割がこの基礎代謝に使われる。骨格筋量が増えると、基礎代謝量も増えるので、運動していない時でもカロリーを消費しやすい。つまり脂肪が燃焼しやすい体になり、ダイエットにつながる。

骨格筋量が増えるということは、骨格筋の細胞の中のタンパク質（アクチン、ミオシン）が増加することであり、タンパク質を増加させるにはＨＳＰがたくさんある方が良い。ＨＳＰを増加させるにはＨＳＰ入浴法だ。

長々と説明したが、ＨＳＰが増加すると、ダイエット効果が出やすくなるのだ。

ＨＳＰ入浴は、中性脂肪を減少させ、さらに消費エネルギーを増加させてダイエットに貢献する。

ＨＳＰ入浴法ダイエットは1粒で2度おいしい。

ボイス　美と健康へのかけ橋　42℃加温ＨＳＰエステ

神保典子

エステ歴15年。大手エステサロンでの経験から、身体を温めることや免疫力に興味を持ち、現在のエステサロンに入社。

私が勧めるエステサロンでは、健康な人はもちろん、体調を崩した方（未病の方）、がんの治療中の方、難病の方へ、自然治癒力が高まるメニューで施術を行っています。基本は全身を温めること。全身加温として、マイルド加温装置（遠赤外線ドームや岩盤浴）の活用や、海藻パックで全身のＨＳＰを高めるようにしています。気になる箇所には、局部的に加温をします。病気の方々からは体調も良くなり、治療効果も高まるとの喜びの声もたくさんいただいております。

フェイシャルケアでは、全身を温めてからの施術は効果が高いので、よりＨＳＰ効果が得られるよう、施術前の加温をお勧めしております。

サロンでのＨＳＰエステ施術例

森谷志信様（60代）がん治療中

１年前に肝臓と肺にがんが見つかり、現在も抗がん剤治療中です。定期的に全身加温をしながらサロンでの施術をしています。体のだるさや背中や首などの凝りがなくなりすっきりします。下腹部の張りや違和感が気になるので部分的に温める「海藻パック」などをその時の状態に合わせてしています。

施術を受けていると、足のしびれなどの抗がん剤の副作用や、気になるお腹の張りが楽になるので来るのが楽しみです。

西澤育子様（50代）リウマチ治療中

5年前からリウマチを患い、美容と症状の軽減を目的にこのサロンに通って4年目です。サロンでは全身加温をしてからの集中的なお腹の揉み出しや、冷えているお腹や腰を局部的に温める施術をしています。体調も良いし、周りからの「痩せた！」という声もすごく嬉しい。

身体が温かく柔らかくなるように感じられ、私には欠かせないメンテナンスエステになっています。

美容の基本は「健康」です。健康であれば、肌のツヤ・明るさ・ハリのある素肌、そしてキレイな体のラインも作れます。美を求める方へ、また病気と闘う方々への美と健康に、ご要望に合わせ、ＨＳＰ理論に基づいた施術を取り入れ、体に優しく心身ともに健康になれる42℃加温にこだわったエステを目指しています。

第8章

HSPのスポーツ・登山への活用法

ＨＳＰで運動能力がアップする

アスリートはお熱いのが好き

スポーツ界にもＨＳＰ理論をもとにしたトレーニングを確立したいと思い、以前、国士舘大学レスリング部の滝山將剛先生と一緒に実験をさせていただいた。

2週間のトレーニングの終了後毎日加温し、最後の体力テスト2日前に仕上げのマイルド加温を実施するという**温熱トレーニング**だ。温熱トレーニング群では2週間のトレーニングだけの群に比べて、明らかにＨＳＰとＮＫ細胞活性は増加した。体力テストでも明らかに運動能力も向上し、疲労回復効果も認められた。

スポーツの種目にもよるとは思うが、これらの実験で多くのアスリートは、マイルド加温でも、ＨＳＰ入浴法でも一般の人より高い温度設定でも平気だ。

逆にもっと熱くしてもいいと言われることもある。より過酷な練習に自ら望んで鍛えていく姿勢のあるアスリートにとっては、つらいくらいの熱さの方が「やってる！」と感じられるのだろうか。

高い温度設定で加温を行うと、体温が39℃を超えることもよくある。それでも、わりと平気そうである。HSPの量も普通に行ったら1・5倍か2倍くらいのところ、3倍以上に増えることもある。

そこで、元社会人野球で投手をしていた神藤さんに、ご自身の経験をもとにしたアスリート向けの銭湯を利用したHSP入浴法を寄稿いただいた。なぜ銭湯かというと、湯船が広くて深いからだそうだ。

アスリートの人でHSPを利用したいと思っている人は一度試してみては。これはお風呂好きの日本人だからこそできる銭湯HSP入浴法だ。日本人アスリートはこのHSPで外国人選手に差をつけてほしい。熱の蓄積が多ければHSPもより増加するので、アスリートの疲労回復と運動能力向上により貢献できる。

スポーツ↕HSP循環でよりマッチョに！

4章では、HSP入浴法以外のHSPを増加させる方法としてスポーツをあげた。

一般の人に、なぜスポーツをするのかと聞けば多くの人が「健康に良いから」と答える。健康と言っても非常に含みが広いのだが、それでは、スポーツの〝何が〟体に良いのだろうか。

スポーツが健康に良い、体に良いという理由の一つは、スポーツをすることにより、私たちの体の細胞にＨＳＰが増加することだ。この**スポーツで増加したＨＳＰが私たちをストレスから守り、免疫力を高める。**

そして、ＨＳＰのもう一つの作用、細胞の中で起こっているタンパク質の合成・運搬・分解のお世話係としての作用（分子シャペロン作用）は、スポーツによる筋肉の増加に大変役立っている。

運動によって、筋細胞中のアクチンやミオシンなどのタンパク質が増加するにはタンパク質の合成が迅速に行われることが必要であり、タンパク質合成の時にＨＳＰがたくさんあればスムーズに合成が進む。

スポーツをするとＨＳＰが増加し
↓ＨＳＰが増加すると筋細胞内にタンパク質が増え筋肉が太くなり
↓よりスポーツしやすい体型になり
↓よりスポーツができるようになり
↓ＨＳＰが増加する、
と、より良い［スポーツ↕ＨＳＰ循環］ができ運動能力も向上する。

練習は長く続ければ良いというものではない

先の「スポーツ⇕ＨＳＰ循環」効果に関し、練習を長く続ければより筋量が増え、無限にＨＳＰも増えるのかというとそうではない。

ボート選手がワールドチャンピオンシップトレーニングプログラムに従ってトレーニングを実施し、その間の腹側筋中のＨＳＰを測定した実験がある。

ＨＳＰはトレーニング開始から0〜1週間で少し増加し、1〜2週間で最も増加し、2〜3週間でわずかな増加、3〜4週間では逆に少し減少していた。

まじめな人ほど、長期間練習しそうだが、長くやればいいというものではない。ＨＳＰが最高の時点に試合が来るよう2週間前に集中的な練習を始めよう。やり過ぎるとＨＳＰが低下するので注意しよう。そして、試合の2日前に最後のマイルド加温かＨＳＰ入浴法でＨＳＰを増加させ、試合当日にＨＳＰを最高のレベルに高めて臨もう。

翌日まで疲労を残さないＨＳＰ入浴法

ＨＳＰ入浴法を行うと厳しい練習の疲れも取れる。

ＨＳＰ入浴後に、筋疲労を示すクレアチンフォスフォキナーゼ（ＣＰＫ）活性が有意に低下することから、筋肉の疲労を軽減する効果も確かめた。

ＨＳＰ入浴法でお風呂に入った後、１日後、２日後の体の軽さやすっきり感はこのＣＰＫ活性（筋疲労）の有意な低下によるものである。

ＨＳＰ入浴法で増加したＨＳＰが運動で疲労・傷害した筋細胞中のタンパク質を修理し筋細胞を元気にするので疲労が取れる。

また、厳しい練習や激しい試合では、酸素が不足してきて疲労物質である乳酸が蓄積し、肩コリや疲労の原因になる。マイルド加温やＨＳＰ入浴で血流を良くして、これらの乳酸を分散させるとこうしたことも解消できる。

特に、マイルド加温では、練習や試合の次の日の安静時乳酸値が明らかに低下する（**試合後の疲れを翌日まで残さない**）ので、アスリートには大変喜ばれる。

運動でＨＳＰが増えると言ってもトレーニング開始初期のＨＳＰ量は少ないので、最初から厳しい練習では、筋疲労も十分とれず、そこへ次の日の疲れが上乗せされてしまう。**マイルド加温やＨＳＰ入浴法を実施しておくことで疲れをとるとともに明日のトレーニングのためのＨＳＰを準備する。**

筋肉のマッサージの前などに、ぜひ全身加温のマイルド加温やＨＳＰ入浴法を実施してほしい。

富士山世界遺産登録記念登頂前にはＨＳＰ入浴法を

最近では、山ガールという言葉ができたり、女性にも大人気の登山だが、富士山が世界遺産に登録決定してからは、富士山への登山者がさらに増加したと聞く。

私は、もっぱら東海道新幹線の車窓からの富士山だ。富士山を見逃さないようにけっこう気をつけているが、寝てしまったりして見られないことが多い。外国人客のためにもぜひ、富士山近くになったら、車内放送でお知らせしてほしい。

きれいに富士山が見えるとつい写真を撮ってしまう。富士山を崇拝する心は日本人の遺伝子・ＤＮＡに組み込まれていると誰かが言っていたが、きっとお風呂・温泉とともにＨＳＰの遺伝子の近くにこれらの遺伝子があるような気がする（冗談です）。

そして銭湯の壁の絵には富士山がよく似合う。ということは「富士山」－「銭湯・風呂・温泉」－「ＨＳＰ」はやはり三角関係だ（冗談です）。

人気の富士山は今ではバスツアーとガイドさんつきで初心者でも登れてしまうようだが、事前の準備とＨＳＰ入浴を実践してほしい。

準備不足と技能・体力不足での登山事故もしばしば報道される。

登山家の矢崎辰夫さんは、日本勤労者山岳連盟の初代事務局長を務められ、連盟各地の登山学校の講師をなさり、実際に野山を歩くための歩行技術や歩行能力トレーニングの指導もなさっている。そんな登山家の矢崎さんが実際に登山に際して実践したHSP入浴法の体験談を章末に掲載した。

登山専門家も実践している登山用HSP入浴法をぜひ、試してほしい。

下山後は入浴でHSPを追加

登山は初心者にとっては、初めてという精神的ストレスがある。また、慣れないことを行うのでベテランの登山家より、同じ負荷（同じ山でも）であっても、受けるストレス傷害は大きい。普段使用していない筋肉が使用されることになるので、筋細胞中のタンパク質への負荷が大きく傷害を起こす。

そういうわけで、**初心者の方にとってはあらかじめ準備しておいたHSP入浴法でのHSPでは不充分なことがある。**HSPを増やしておいたのに強い筋肉痛が起こってしまう。そんな時は、HSPが不足なのだから補充しよう。下山後に再度HSP入浴法を実践してほしい。筋肉痛は早く回復する。

時間があれば、ハイキングや登山を終えた後、現地の温泉にでもじっくり浸かって充分体温を上げ、HSPを高めて帰宅すると、次の日でも快適に出社できるだろう。

HSPはオリンピックにも貢献

テレビ、新聞などではあまり報道されないので、一般の方はご存じないと思うが、実は、マイルド加温やＨＳＰ入浴法によるＨＳＰの増加法はオリンピック選手の強化にも貢献している。

オリンピックでは、有名選手でもない限りメダルをとらないとあまり注目してもらえない。さらに、優勝を期待されていた場合は、１位じゃないとだめなんだということは、私自身も中高生時代の部活で経験してよくわかっている。だからぜひＨＳＰを活用してほしい。接戦の場合こそＨＳＰの効果（運動能力向上、疲労予防）が力を発揮する。

２００２年ソルトレイクオリンピックでは、クロスカントリーのスポーツドクターで当時富山医科薬科大学の田澤先生がＨＳＰの威力を認めてくださり、ソルトレイクの地で実際に加温装置を持ち込み、アスリートに加温していただいた。

それまでの成績がメダルとは程遠い成績だったのが、マイルド加温した選手はみな順位が上がり、そのうち１名は日本クロスカントリー初の入賞者だ。ＨＳＰが運動能力を向上させることを証明でき、それ相応の結果を得たと思ったのだが、これだけではＨＳＰによる運動能力向上効果には全く注目してもらえなかった。メダルを取らないとダメなのだ。

その後は、指導者が変わって方針も変わり、オリンピック選手へのマイルド加温は利用していただけなかった。

ソルトレイクの冬季オリンピックから10年たった２０１２年のロンドンオリンピックで、ＨＳＰが見直されるチャンスが到来した。

三重大学教育学部教授で選手の強化支援の委員を務めていた杉田先生がＨＳＰに興味を持ち、陸連関連の選手へ声をかけてくださった。

残念ながら、私は同行することができなかったが、加温装置はロンドンの地で選手のコンディショニングに活躍した。

ＨＳＰの効果を十分に高めるためには、オリンピック選手の決定が遅すぎた。女子マラソンの重友選手と木崎選手については決定後すぐにマイルド加温させていただいたが、すぐ海外でのトレーニングに出られ、その後お会いする機会もなく、全身加温後の局所加温もできなかった。

ロンドンでは、杉田先生が女子マラソン、男子マラソン、競歩の選手をマイルド加温してくださり、選手たちのコンディション作りを行った。

もっと早くから参画し、トレーニングおよび試合のコンデイショニングに貢献したかった。

これまで話してきたようにHSPは、運動能力向上、コンディショニング、疲労回復、精神的ストレス防御、に貢献できるが、あまりにかけ離れたスキル（技術）の差を縮めることはできない。僅差で競い合うような成績の場合は、このHSPの威力が効果を示す。

ボイス　日本独特のアスリートのための銭湯超HSP入浴法

神藤啓司

アスリートのセカンドキャリア支援。経営コンサルタント。
東京銭湯交流会主宰。強い体づくりの為に年間200日以上銭湯を活用。
元社会人野球選手。「銭湯養生訓」（草隆社）著者。

私はプロ野球選手を目指し社会人野球で投手をしていた時代がありました。当時、熱いお風呂に入るとなぜこれほど気持ちよく疲れまで取れるのか？　と、不思議に思っていました。アスリートの生活を送らなければこれほどまで深い疑問を持つことはなかったかと思います。毎日漠然と入るお風呂が入り方次第で、もしかしたらもっと効果的な身体の改善を図れる入浴法がある事を予感しました。

全身の疲れを取ることができたり、肩や背筋など特に使う筋肉の疲労を早期に取り除いたり、緊張した精神を和らげたり、睡眠の質を高めたり、夏バテや風邪をひかない体作りに効果を発揮したりすることが出来るのではないか？人との違いを出せるのではないか？そのような入浴法を見つけてみようと探求し、毎日研究を重ねて行くと驚くような効果も出始めたのです。発見のプロセスは長くなるので割愛しますが結論からすると42℃の広い深風呂に5回に分けて10分間か43℃なら8分（こちらも5段階で）入ると2日後のコンディションが最高の状態になることを発見しました。まさに筋肉（タンパク）が修復されている感覚を体感できるようになっていました。この入浴法を取り入れると年間を通して疲れづらい体を作ることができます。コンディション管理の風呂トレーニングなのです。漠然とお風呂に入っていた頃がなんだったのか？と思うほど疲労回復（筋肉の修復）のレベルが変わりました。

それから15年以上たった時、この入浴法が医学的にも証明されている本に出会いました。それが伊藤要子先生の『ＨＳＰが病気を必ず治す』（ビジネス社）でした。この出会いは私にとっては衝撃的でした。このことが更に自信を持って伝えられるようになり、何名かのアスリートに理論も添えて教えています。プロボクサー、ライトフライ級日本ランク2位の木村悠選手は代表的な一人です。過酷なトレーニングでの疲労の蓄積は選手のコンディション管理の悩みの種です。彼は今では疲れの取れ具合の違いに大変驚いています。ジムから近い銭湯の熱い深風呂で練習後に定期的に風呂トレをしています。次は日本チャンピオンに向けタイトルマッチに望みます。今後も日本独特のトレーニング方法としてアスリートに広めたいと思っています。

ボイス　登山家のHSP入浴法の体験と効果

矢崎辰雄　１９４０年生まれ

10代から山歩きを始める。日本勤労者山岳連盟　初代事務局長を務める。その後、連盟の遭難対策部専門委員、連盟内各地の登山学校講師、埼玉県連盟　副理事長など務める。

HSP入浴法を行って

・熟睡できるようになった。

・寝覚めさわやか、疲れがぬける。
・ハードな登山をしても、筋肉痛などが出にくい。出てもわずか1～2日で消える。
冬のある日（2013年1月27日）、クシャミ、鼻水、寒気、くちびるにヘルペスが出ていた。その晩初めてHSP入浴を行った。その後48時間で完治。従来はかかりつけの医院の薬処方で治療。完治まで3日以上はかかっていた。この日よりHSP入浴のとりこになる。
・毎年、スギ、ヒノキ花粉などで悩まされていた。薬は「飲まないよりまし」程度であったが、HSP入浴後は薬がよく効き、花粉症を忘れるほど快適になった。
・この体験を30年以上お世話になっている近くの医院のO先生に話すと、「そのような入浴効果はあると思う」と私の体験報告を肯定された。
サプリメントを飲むわけでもない。入浴方法を変えるだけ、これで健康に役立つなら試して損はない。多くの人に試してほしい。

第9章

がんとマイルド加温療法

ＱＯＬ（生活の質）を高めるマイルド加温療法（ＨＳＰ）

がんの温熱療法

ハイパーサーミア、いわゆるがんの温熱療法は、マイルド加温療法としばしば混同される方がいるので簡単に説明しておきたい。

実は、あまり知られていないが、**温熱療法は保険適用のがん治療法**であり、民間療法ではない。特に、化学療法や放射線治療と併用すると非常に効果的である。熱を利用するため副作用の少ない、患者さんに優しい治療であることから、最近また見直されつつある。しかし、医療機関にとってコストパフォーマンスはあまり良くないので、どの施設でも実施しているわけではない。

このがんの温熱療法とマイルド加温療法とは方法も目的も違う。がんの温熱療法は、がんができているその部位（局所）にＲＦ（ラジオ波）を当て43℃以上に加温し、がん細胞を死滅させる。

がんの温熱療法で一番重要なのは温度である。一般に細胞は43℃以上では死滅し、

42℃以下では生存する。がんの温熱療法は、この細胞の生死を決定する1℃の温度差を利用する。がんの部位を43℃以上に加熱し、がん細胞を死滅させるのだ。

がん細胞は自ら血管増殖因子（血管を増やす因子）を出して多くの血管を作るので、がんの周りには多くの血管が張り巡らされる。しかし、がんの作った血管は正常血管とは性質が異なる。とてももろい。

正常血管は温められると広がり、熱を血流に乗せて全身に運び去ってしまうので、その部位を温めてもあまり温度は上がらない。

しかしがんの血管は加熱しても広がらないので、熱が逃げられずがんの部位に熱がこもって熱くなる。そしてがん細胞が43℃以上になると死滅する。正常な部位は43℃以上になる前に熱が逃げるので生存できる。このがんと正常の温度差を利用し、正常細胞は生存し、がん細胞だけを熱で死滅させる。がんの温熱療法について詳しく知りたい方は、日本ハイパーサーミア学会のホームページを見てほしい。

マイルド加温療法

マイルド加温療法は自分自身の持っているHSPを増加させ、そのHSPで自分の治癒力を高める治療法である。

マイルド加温療法はHSPを高めることが目的であり、がん細胞を熱で死滅させることが目的ではない。だから細胞が死ぬ43℃より低い、マイルドな温度、40〜42℃で加温して、細胞に〝熱い〟という熱ストレスを与える。細胞は熱ストレスを受けHSPを増加する。そのHSPの持つストレス防御作用、免疫増強作用、分子シャペロン作用を利用し、患者さん自身の治癒力を高める。患者さんが自分の持っているHSPを加温して増加させるだけなので副作用はない。また、加温装置も安価であり、一般の多くの施設で容易に実施できる。自宅ではお風呂を使ってHSPを増加させることができる（4章のHSP入浴法参照）。

一般に病院では、ドーム型の遠赤外線*加温装置を使用する。ベッドの上にセットした加温装置をあらかじめ温めておき、患者さんは頭だけ出して全身加温装置の中に入る。体温(舌下温)が1〜2℃上がるよう約20分間全身を加温する。（患者さんの体力、年齢により変化させる。アスリートの場合はあお向けとうつ伏せで合計30〜40分加温する）その後電源を切り、加温装置をみぞおちまで下げ、下げた胸の部分にはタオルケットを載せる。みぞおちから下は加温装置に入れたままにして約10分間保温する。

マイルド加温療法ではたくさん汗をかくので、保温後はしっかり水分を補給する。

その後局所加温が必要な場合は、局所加温用の**ハンデイタイプの遠赤外線加温装置で患部を加温する。

マイルド加温初回は、汗が出なかったり、少ない患者さんもいるが、数回マイルド加温を実施するうちに汗がよく出るようになる。マイルド加温を続けることで体が温まりやすくなるのだ。

＊全身加温装置：ドーム型の遠赤外線加温装置（スマーティ：（株）フジカ）を使用。

＊＊局所加温装置：ハンデイタイプの遠赤外線加温装置（On・Q：（株）丼親堂）を使用。

ＨＳＰの大学病院での臨床研究

どこの施設でも、研究を行う前に研究内容を事前に所属機関の倫理委員会に申請し、その承認を得ないと実施できない。マイルド加温療法は、最初の頃は、いわゆるがん難民といわれる患者さんが多く、その強い要望で実施していた。その後倫理委員会ができたので、申請し、承認を受けて治療を行っていた。

しかしこれがなかなか進展しない時期があり、その間お断りした患者さんには本当に申し訳なく思っている。大学病院で臨床研究を重ね、高度先進医療に申請できればと願っていた。大学病院で治療法と適用を確立しておくことにより、民間療法との一線を明らかにしておきたいと思ったからだ。その後、産婦人科や消化器内科、歯科口腔外科などでも倫理委員会の承認を受け、がん治療との併用療法として、特に化学療法にマイルド加温療法を併用する臨床研究が進み患者さんも増加した。

マイルド加温療法やHSP入浴法でHSPが増加することはすでに報告し論文発表もしてあるが、まだ、遺伝子レベルでのHSPの発現は確認していなかった。つまり、HSP（正確にはHSP70）というタンパク質のレベルでの実験では増加することを確認しているが、HSP遺伝子の発現は確認できていなかった。遺伝子発現の実験には特殊な装置と技術、高額な研究費が必要であり、自分ではできなかったからだ。

最近、富山大学生命科学先端研究センターの田渕圭章先生が、細胞が死滅する43、44℃で細胞を加熱した時には、細胞を死へ導く遺伝子（アポトーシスに関与する遺伝子）が多く発現し、42、40℃と細胞が死ぬより少し低い温度で加温すると細胞を死から守ろうとする遺伝子（HSP関連の遺伝子）が多く発現するという実験結果を論文発表された。これにより大いに力を得た。

40～42℃のマイルドな温度での加温によりHSPが増加することの遺伝子レベルでの裏付けができたわけである。

マイルド加温療法やHSP入浴法でHSPの遺伝子が発現してHSPが増加し、このHSPがさまざまな細胞防御の役割を果たして、確かに私たちをストレスから守ってくれて

いるのである。

薬のようには効果が出しにくい

マイルド加温療法では薬での効果判定とは違って、実験がやりにくい。

薬剤の効果を調べるには、薬を飲んだ場合と、プラセボと言う偽薬を飲んだ場合とで効果を比較する。薬を飲んだ本人は、本当の薬を飲んだのか偽薬を飲んだのかわからない。偽の薬でも効果があると思って飲むと、検査値に影響してしまうことがあるのだ。そういうことも考慮して、本当に薬の有効成分が効果を与えたのか、必ず偽薬を飲んだグループとの比較で検証する。

しかし、マイルド加温では加温した人は温かく、加温しない人は温かくないので、自分はどちらの実験群かすぐわかってしまうから実験しにくい。だから実験を2回行い1回目の実験で加温した人たちは、2回目の実験では加温せず、1回目加温しなかった人たちは、2回目加温する。クロス実験という。けっこう面倒だ。

また、薬の作用は特異的であり、作用がはっきり決まっているので、それだけをチェックすれば良く薬の作用は調べやすい。しかし、HSPの場合は万能すぎて効果が非特異的。この酵素（タンパク質）の傷害も修復するし、あのタンパク質も修復するし、とさまざまなタンパク質の修復に関与し、その作用を確認しにくい。よって、証明は面倒だ。正確にHSPの効果を示すにはとてもたくさんの酵素の活性やタンパク質の機能を調べなければならない（仕方がないので実験目的の酵素活性のみ調べる）。

なかなか働き者過ぎて実験には手間がかかるHSPなのだ。

患者さんのQOLを向上させる

私が接してきたがんの併用療法としてマイルド加温療法を受ける患者さんは、総じて病態の悪い患者さんが多い。がんも進行していて、治療も手を尽くし、医師からもうこれ以上治療法がないと言われたり、ホスピスを勧められたという患者さんが多い。もっと積極的な治療をと望んで、マイルド加温療法を希望されるのだ。

そうした人はそれまでの治療でだいぶ免疫力も低下しているし、自身の治癒力も低下している。HSPも低下している。

だからマイルド加温療法を続けると必ず少し良くなる。低下していたHSPや免疫力が少しずつ増えるからだ。そのまま少しずつ回復していく患者さんもいる。

しばらくしてまた悪くなっていく患者さんもいる。

できるだけこの体調が良い期間を大切に過ごしてもらう。家族や友人と温泉や、旅行、食事に出かけたり。良い思い出をひとつでも多く作ってもらう。

患者さんのQOLの向上、これもHSPの大きな役割だ。

マイルド加温療法の患者さんとは、ほんの些細なことでもいい、実現可能な目標を一緒に決めるようにしている。近場での日帰り旅行を目標にしていたのが、次は1泊して、その次は3泊、それじゃ次は念願の海外旅行に行こうか、などと少しずつ大きな目標にする。

マイルド加温療法は基本の全身加温に局所加温時間も含めると約1時間、この間に患者さんの仕事の話、政治、野菜や花作り、買い物、料理、旅行、テレビなどの話を聞かせてもらう。実験一筋で日常常識に欠ける私にとっては、患者さんの話は知識の山だ。本当に感謝している。別に趣味もないという無口な患者さんでもなにかしら一家言持っている。

多くの患者さんは、また悪化してくる。良くなっていく時は楽しく話も弾む。悪くなっていく時は、本当につらい。患者さんはもっとつらいだろう。

家庭での療養も期間が長くなると家族の負担も大きくなってくる。患者さん用の食事の準備、病院への送迎、仕事との両立など、家族も疲労が募る。患者さんも家族に迷惑をかけたくないと申し訳なく思っている人が多い。

外泊や退院で家に帰っても自分の居場所がないとさみしげに言う患者さんもいる。病気をきっかけに家族のきずなが強くなる場合と逆の場合があるので、家族の方へのケアも重要だ。

ある患者さんに言われた。「ちょっと良くなるくらいなら、やりません。悪くなった時がつらいから」と。確かに中途半端だ、申し訳ない。だが、完治、根治は難しい。マイルド加温療法では、そこまでをどう過ごすかを大切にしたい。

がん細胞は自分の細胞

がんの告知を受けた時は、びっくりしたとかそんな生ぬるいものではないだろう。数日間呆然とし、うつになる人もいる。なんで自分がこんな目に遭わなきゃいけないのかと自暴自棄になる人も。

しかし、**がん細胞はもともと自分の細胞であり、がんにしたのも自分である**と考えてがんと向き合うことができるようになるといい。自分のがん細胞と一緒に暮らさないといけない。お互いに自分であることを認めないといけない。〝がん細胞よ、お前がどんどん増えたら私は死ぬ。私が死んだら、お前も死ぬ。お互い共存しようではないか〟と。

標準治療と代替医療

がん難民と言われる人たちがいる。大学病院などで手術、化学療法、放射線療法などの標準治療をやりつくすと、「もうこの病院でできる治療法はありません」と突き放されたり、「緩和医療」「ホスピス」を勧められる。患者さんは、「もっと治療してほしい」、「これからどうしたらいいの」と、途方に暮れてしまう。

こういった人たちに、せめて「この病院では受けられないが、世の中にはこんな補完代替医療がありますよ」などと案内してあげることはできないだろうか。**標準医療で終わりではない。標準医療だけでは、なかなかがんは治療できない**のだから。

健康保険が適用される保険診療以外の医療を自由診療と言う。さまざまなものがある。治療費は実施する病院で独自に決めることができ、全額患者さんの負担となる。

そうした治療法は効果や安全性がよく検討されていないものから、基礎研究のしっかりしたものまでさまざまだ。費用が高額な治療もあり、経済的負担が大きいので、よく調べて、しっかり説明を聞いて自分に合った、納得できる治療法を選び、**決して無理な経済的負担をしない**ことだ。

2012年末から、岐阜県の船戸クリニックの院長船戸崇史先生のチームで補完代替医療のひとつとして、がん患者さんのマイルド加温療法を週に半日だけ行っている。ここに来るがん患者さんは大学病院で会ったようながん患者さんとは、ちょっと異なる。船戸先生自身ががん患者さんであることもあり、患者さんは船戸先生を信頼し、温かくまとまっている。

その取り組みについて、ご寄稿いただいたので本章の最後に紹介する。

薬剤の副作用軽減におけるHSP活用法

開発された薬はそれ自身の化学的な安定性や毒性、体内での代謝速度などそして細胞に対する効果、動物に対する効果、次にヒトに対する効果（臨床試験）が検討される。臨床試験で有効性（効果）と安全性（副作用）が検証されれば厚生労働省へ承認申請と進む。

ここで、動物実験までは順調に進行したのに、最後の臨床試験の段階において、ヒトへの副作用で嘔吐、めまいや神経障害が出て新薬としてデビューできなかった薬も多数ある。悪心・嘔吐、神経障害などの副作用は実験動物では見つけにくいからだ。

嘔吐に関しては、実験用のネズミはあまり嘔吐しないが、嘔吐するネズミ（スンクス：和名ジャコウネズミ）が見つかってからは、いろいろな吐き気止め（制吐剤）の開発が進んだ。このネズミのカッコはいまいちだが、大いに患者さんに貢献している。

抗がん剤の副作用はつらい。多くの患者さんがベッドに横たわり、気持ち悪さに耐え、何度も嘔吐を催す。3〜4日続くこともある。見ていてもつらい。

最近は多種類の吐き気止めや副作用に対する薬剤が開発され、この薬でダメなら次はこの薬でとその人に合った吐き気止めを探してくれる。また、病棟薬剤師の制度も整ってきて、副作用の訴えを親身になって聞いてくれる。

しかし、まだまだ、副作用の王様ともいえる悪心、嘔吐に悩まされ抗がん剤治療を中止したり、2度と抗がん剤治療は受けたくないという人も多いのは事実だ。

一般に抗がん剤は静脈から投与し、全身の細胞に行き渡る。がん細胞だけに投与すればよいのだが、最初にがんが発生した部位だけでなく他臓器にパラパラと転移していたり、リンパ節転移がありどこかに転移している恐れがある時は、まずは全身への抗がん剤投与も必要となるだろう。この抗がん剤の点滴が全身のストレスとなり、正常細胞も抗がん剤で傷害を受けてしまう。この抗がん剤からのストレスに対してもHSPが活躍してくれる。

抗がん剤投与日にHSPが最高になるよう、あらかじめ1〜2日前にマイルド加温しておくと悪心・嘔吐が軽減する。

大学病院での膀胱がん（進行性尿路上皮がん）の患者さんへの化学療法（MIVAC療法）にマイルド加温療法を併用した臨床研究では、12名中2名（スコア―0）は全く気持ち悪さ・嘔吐がなく通常の食事を摂ることができた。9名(スコア―1)は、気持ち悪さはあるが嘔吐はなし、1名（スコア―3）は歯磨きをしているとき嘔吐があった。このようにほとんどの患者さんの消化器障害は軽減された。

抗がん剤のストレスはかなり強いので1回のマイルド加温で防御しきれず悪心・嘔吐が起こってしまうことがある。準備したHSPでは不足の時は、体力があればマイルド加温やHSP入浴法を再度行う。たいていの場合は気分が悪く行えない。その時は、**食道、胃、肝臓を局所加温する（気持ちが悪い部分を温める）だけでも悪心・嘔吐が軽減する。**ぜひ、試してみてほしい。

副作用のある薬剤を発見するHSP活用法

薬剤の副作用が出ているということは、薬剤のストレス傷害をもともと体にあるHSPが防ぎきれなかったということであり、HSPが不足（低下）している状態と見ることもできる。その薬剤投与でHSPが減少したのだ。

ということは、正常な細胞や実験動物に薬剤を作用させ、どれだけHSPが減少するかを調べれば、その薬剤の副作用の強さがわかるということである。つまり、薬剤の副作用（ストレス）が強ければＨＳＰはストレス防御に使われ減少する。

イレッサという肺がんの治療薬がある。治療効果が高いが、副作用の間質性肺炎で死亡した患者さんもいた。このため患者さんやその家族からの訴訟が注目を集めた。

これが今では、イレッサの副作用を遺伝子で検査することができるので、投与前に副作用の程度を遺伝子診断で知ることができる。これからは、このような遺伝子診断で、薬の副作用を判断して、自分に合った薬を選ぶことができるようになるだろう。

慶応大学の水島徹先生は、イレッサの副作用である間質性肺炎をＨＳＰが防ぐことを実験的に証明された。さらに、イレッサが肺のＨＳＰを低下させることで、肺線維症が発生することも実験的に証明された。

やはり、ＨＳＰを低下させる薬剤は、その薬剤の副作用が強いのである。

薬剤投与量の減少へのＨＳＰ活用法

マイルド加温療法でがんなどの治療に使う薬の量を減らすことができる。

がん細胞や、抗がん剤の種類を変えてもマイルド加温療法を併用すると、低濃度の抗がん剤でがん細胞を死滅させる効果が得られた。よって、この結果は多くのがんや抗がん剤で言える効果だと思われる。

実験に使用したのは膀胱がん細胞へのシスプラチン、アドリアマイシンというよく使用される抗がん剤と、白血病細胞へのアドリアマイシン、ビンクリスチンという抗がん剤の取り込み実験である。

どちらのがん細胞も41℃の加温では何時間加温しても死滅しない。そこにそれぞれの抗がん剤を規定の濃さで使用すると、がん細胞は時間とともに死滅していく。抗がん剤を10分の1に薄めて使用したケースではがん細胞は全く死滅しなかった。

そこで、がん細胞を死滅できない温度の41℃と、薄すぎてがん細胞を死滅できない10分の1量の抗がん剤を併用すると（がん細胞を10分の1量の抗がん剤の培養液に入れて41℃で加温する）がん細胞は時間とともに死滅していった。

つまり、シャーレの中の反応では、41℃のマイルド加温と併せると、10分の1量の薄い抗がん剤でもがん細胞を死滅させることができるのだ。

人体はシャーレの中の反応より複雑なので10分の1量までは減らせないかもしれないが、副作用がほとんど出ない量での抗がん剤治療は可能になるかもしれない。

抗がん剤は高額なので、薬の使用量を減らせるということは金銭的にも患者さんの負担を減らせるだろう。副作用を軽減でき、薬代金も安くなれば、一挙両得だ。

抗がん剤治療の奏効率をアップ

マイルド加温療法は抗がん剤の効き目をアップさせることができる。

膀胱がん細胞に抗がん剤を作用させる基礎実験では、41℃でのマイルド加温を併用することにより、がん細胞への抗がん剤の取り込みが増加した。そこでマイルド加温を併用することでがん細胞が効率良く死滅させられることを論文報告し、また実際に患者さんを対象とした臨床研究を行った。

膀胱がん（進行性尿路上皮がん）患者さんへの抗がん剤治療（M-VAC療法）に対してマイルド加温療法を併用して行ったのだ。この臨床実験では、抗がん剤の奏効率が明らかに上昇した。この時使用した抗がん剤の奏効率は世界的には約45％であったが、マイルド加温療法併用では83％と高い効果が得られた。

具体的には、この時の患者さん12名中10名はがんの大きさが縮小した。2名はがんの大きさに変化がなかった。

このマイルド加温療法による抗がん剤の効果の増強作用は、現在岐阜社会保険病院の山田芳彰副院長のおかげで論文になった。**マイルド加温療法が実際にがん患者さんの抗がん剤治療に大いに貢献した。**

免疫増強作用へのHSPの活用法

生理作用とは、生体での特徴的な働きのことを言う。HSPの生理作用の1つに免疫能の増強作用がある。つまり免疫力アップだ。HSP自体ががん細胞を殺すわけではないが、**がん細胞を殺してくれるNK細胞を活性化させたり、がん細胞の情報を伝える樹状細胞を増やしたりとがんの免疫に重要な役割を果たしている。**

がん細胞の細胞膜には、がん抗原と言ってそれぞれのがんのマーク（血液型みたいに子宮がんなら子宮がんの抗原）がついている。HSPはそのがんのマークとしっかりくっついてはっきりがんのマークを示すので、がん細胞の殺し屋リンパ球（キラーT細胞）はがんのマーク（がん細胞）を見つけやすくなり、しっかりがん細胞を狙い撃ちできる。

ここでもHSPはそれとなくがん撲滅に貢献しているのだ。

がん治療へのマイルド加温療法活用法

大学病院では臨床研究で標準がん治療である手術療法、化学療法、放射線療法へマイルド加温療法を併用してきた。

手術療法では、術前2日前、術後は主治医の許可が得られてから2〜3回／週でマイルド加温療法を実施した。化学療法では、抗がん剤の投与2日前、投与当日、その後は2〜3回／週でマイルド加温療法を実施した。放射線療法では、開始2日前、その後は2〜3回／週でマイルド加温療法を実施した。

化学療法しか論文報告はできなかったが、他の療法でもおおむね良好な結果（症例報告あり）が得られ、マイルド加温による副作用はなかった。

本章末に紹介する船戸クリニックでは、標準治療ではないが高濃度ビタミンC点滴療法との併用でマイルド加温療法を実施している。まだ実施期間や症例数は少ないが、副作用もなく良い感じで行わせていただいている。

このようにマイルド加温療法はいろいろな治療法と併用でき、その治療法の効果を低下させることなく実施できる（併用治療の副作用を軽減し治療効果を高めている）。

そのほか、高度先進医療の免疫療法や粒子線治療も患者さんに適応であれば特に高齢者には体力的負担も少なく効果的と思う。しかし、費用が高額で、誰でも受けられるわけではない。誰でも受けられるマイルド加温療法でありたい。

費用の面でもマイルド加温療法は設備が安価なので非常に低価格でどこでも実施できるし、ＨＳＰ入浴法は自宅で実践できる。みんなに優しいエコ治療法だ。ご自分の体力に合わせて活用してほしい。

ボイス　HSP体験談

Sさん

自分がHSPについて体験した二つのケースについて書きたいと思います。

一つ目は、実姉のケースです。平成20年5月に実姉（当時56才）が乳がん（ステージⅢ）と診断され、いろいろながん関係の本を読んでいるなかで、低体温の人はがんになりやすいことを知りました。姉にもそれらの本を読ませたところ、がんを克服するには体温を上げることが重要なことがわかり、抗がん剤治療（通院）を行いながら、足湯を毎日朝と夜それぞれ40分ずつ、平成21年1月に手術をするまで行いました。

しかし、35℃台であった体温は、36・2℃が限度でそれ以上は上がりませんでした。また、手術の結果、脇のリンパ節に無数に転移があり、お医者さんからは残念ですが取りきれないとの話があり、ショックを受けました。

その後、平成22年1月にテレビ番組で、冷え対策のひとつとしてのHSPがとりあげられました。この時、さまざまな体温アップの方法の中で、マイルド加温には効果があると直感し、さっそく翌日から自分と妻は、自宅のお風呂でHSP入浴法を週2回行いました。するとlヵ月で、36・2℃だった体温が二人とも36・8℃になり、体の調子も良く、効果を実感しました。

すぐに姉にもこのHSP入浴法を教えましたが、姉の場合は抗がん剤で体力が落ちているせいか、体温は簡単には上がりませんでした。しかし、辛抱強く2ヵ月間毎日実施すると、35℃台だった体温が36・7℃までになりました。その後は再発もなく、現在は顔の肌つやも良く同年代の人より若く見え、がんになる前より体の調子が良いそうです。

二つ目は、友人の弟さんのケースです。平成24年の11月に友人から、彼の弟さん（59才）が肺がん（7・5cmステージⅢb）になり手術もできないとの話を聞いたため、HSPのことを教えました。そして、放射線と抗がん剤の治療をしながら、自宅でマイルド加温を行った結果、今年の5月30日にPET検査（陽電子放射断層撮影）でがんが消えたことがわかり、本人も私自身もびっくりしてしまいました。HSPだけががんを消したとは思いませんが、体温を上げると免疫力が上がることは間違いないと思います。

最後に、伊藤要子先生が常日頃、「HSPを市民語にしたい」とおっしゃっていますが、自分もHSPを身近な人に機会があるごとに教え、世の中に広めたいと思っています。

ボイス マイルド加温療法の有効性

船戸クリニック 院長 船戸崇史

1959年、岐阜県生まれ。1983年、愛知医大卒業後、岐阜大学第1外科入局。複数の市中病院外科勤務後、2006年岐阜県養老にて開業。補完代替医療も取り入れながら進行がん治療や在宅医療での看取りにも力を入れる。

マイルド加温療法は、がんの補完代替医療（以下Complimentary Alternative Medicine CAM）として、すでに42℃以下の温熱により上昇するHSPによる種々の免疫賦活効果や鎮痛効果などが伊藤要子教授らの研究により証明されている。当院では、いわゆるがん末期の方（西洋医学的に治療手段がない担がん者＝がん難民）が来院される事が多いが、こうした事例にも極めて有効な手段であると感じている。西洋医学的な評価軸である「治癒率」を期待するというより、QOL（Quality of Life 生活の質）が大きく向上すると感じている。（その先に延命率の向上は期待できると考えているが）

マイルド加温療法は当院では、平成24年11月より伊藤先生から直接助言、指導を頂きがん末期患者のCAMとして応用している。多くは、高濃度ビタミンC点滴療法、還元電子

治療との併用で週1回～月1回程度、施術時間は30分～1時間で行われている。（病状により頻度、時間は個人差あり）

この9ヵ月間（平25年8月現在）でマイルド加温療法を併用されたがん患者は27名。（多くの方が複数回実施。全例高濃度ビタミンC、還元電子治療を併用している）

これら患者さんから以下のような感想をお聞きしている。

- **がんの痛みが改善する**
- **基礎体温が上昇した（35℃→36℃）**
- **体の冷えがなくなった**
- **汗をかきやすくなった**
- **体が軽くなった**
- **夜間熟睡できるようになった**
- **皮膚のかゆみがなくなった**
- **肝機能のデータが改善した**
- **伊藤先生から直接アドバイスが聞けるので心強い**

など、おおむね良好な感想であったが、数例「身体のだるさ」を訴えた事例もあった。

マイルド加温療法の利点は、大きな副作用がないことである。

人は宿命としていずれ「死」が訪れる。仮に西洋医学的に根治されても、その人とて必ず最期はある。マイルド加温療法はＨＳＰを上げ、少しでも有意義な、その人らしい人生を最期までサポートできる医療的ツールとして今後も継続してゆきたい。

今後、データを蓄積し、西洋医学的に採血データ、腫瘍マーカーの推移や、延命効果等でのマイルド加温の西洋医学的評価も合わせ行いたく思っている。

第10章

HSPを広めたい！

HSPを市民語に

HSPの研究をするようになって、30年以上たつ

そんなこんなでHSPの研究を始めて約30年、HSPの普及活動を始めてからは10年もたつのに、なかなか私の目的の「HSPを市民語に」が実現しない。もっと世の中の人にHSPの存在を知ってもらいたい。

HSP普及活動にいそしむ私だが、強い思いとは裏腹にHSP普及活動が進まない。早くしないと老人になってしまう。なんとかしないと。

…駅前でHSPの演説をするか？（勇気がない）

やっぱりHSPのイメージソングを作るべきだろうか…。

というようなことを私はいつも真剣に考えている。

しかし、思えば誰にもあって身近な存在であるにも関わらず、HSPはかつては全く知られず、一部の研究者が知るのみだった。少しはみんなに知られるようになったと考えるべきだろう。

ここでHSP普及活動の歴史をざっと紹介させていただこう。

ラジオ

2004年のNHK〝ラジオあさいちばん「健康ライフ」〟での〝温熱療法の不思議〟の放送がその第一歩だ。朝の5時40分という放送時間にも関わらず多くの方からお手紙やお電話をいただいた。このラジオ番組がなんと好評で〝続・温熱療法の不思議〟として再度出演させていただいた。このとき番組の最後に「がんと温熱療法最前線」というお話をさせていただいたところ、反響が非常に大きかった。

NHKからこの放送のCDも出版していただいた。つまりCDデビューしたのだ。けっこう声も良いと評判だ。なんといっても顔が映らないのがよかった。

書籍

番組からのお便りの返事を書くのに奔走していた時期に、放送を聞いたビジネス社の方から「ぜひ本を」と勧められた。

またリスナーの方からも「著書はないですか」という問い合わせが多かったので、私のデビュー作となる『体を温めると増えるHSPが病気を必ず治す』(2005年出版）が生まれた。

　出版社では、まだ「ＨＳＰ」という言葉は世間に知られていないので、タイトルに入れても誰も意味がわからないのではないかとアドバイスを受けたが、「ＨＳＰをタイトルに入れなければこの本の意味がない」と押し切らせてもらった。

　また、どんな本を選ぶか困っている時〝必ず〟というフレーズが決め手になるんですと患者さん側からの強い思いを伝えられ、「そうなんだ」と納得し、良かれと思って〝必ず〟をタイトルに入れた。しかしこの〝必ず〟を入れたことで、大学病院の偉い先生や医師からひんしゅくを買うことになり、研究者としても不適切だったと反省した。けれども患者さんが自分の病気について書かれている本を探すのにこんなに悩み、また**真剣に本に助けを求めていることを知ることができた。**

　この本は大好きな緑の表紙で、当時の私の研究を全て打ち出し、グラフや図・表をふんだんに入れて実験科学的にＨＳＰのすごさを紹介した私の傑作だ。

　温熱療法の関係者の方や、興味のある方には大変好評で、御礼のお手紙をいただいたり、たくさん付箋をつけて座右の書にしていただいたという声も聞いた。大学院のセミナーで教科書にしてくださった先生もいらっしゃった。

　そんな折、マガジンハウスの方から、「ＨＳＰのもっとわかりやすい本を出しませんか」とお声がかかった。今度こそ「HSPを市民語に」を実現するべく前作に比べてより易しい表現の本を作ることになった。「図も表も難しい表現もいっさいなし」であえて文字だけのわかりやすいHSPの本ということで書いたのが『ヒートショックプロテインがあなたを健康にする　加温生活』（2010年出版）だ。

この「加温生活」の執筆は前作よりはるかに難しく6～7ヵ月かかった。仕事柄、ふだん図や表を使って説明・講演する機会の多い私にとっては、図・表なしでわかりやすく書くことはとても難しく感じられた。

テレビ

そうしている間にテレビ出演の声がかかるようになった。〝ためしてガッテン〟と〝世界一受けたい授業〟は全く趣が違う番組だが、出演し、放送されてみると本当に多くの人々が視ている番組なのだと実感した。

この両方に出演できたことは、HSP普及活動に大きな影響を与えたと（あまりテレビを見ないので出演前はわからなかったが）出演後じわじわと実感がわいてきた。

そしてその後から、テレビ出演も増えた。

〝世界一受けたい授業〟では「先生も楽しんでください」とぽんと背を叩かれ本番へ

臨んだ。私のこだわりのファッションアイテムであるバンダナを着けて出演できたことと、出演者のみなさんのフォローで本当に楽しく番組を終えた。

〝ためしてガッテン〟では最初の制作のところから関与させていただき、何度も実験のためNHKに通った。番組の制作現場ではガラスの曇りにまで気を使って、とことんやってくれるので研究者にとってても嬉しい。

また、なんといってもNHKという響きには大きな信頼感があるためか、出演後にマイルド加温療法を希望する患者さんが増えた。


昨今HSPについて「なんだかわからないけど聞いたことある」とか、「聞いたことはあるけど、どんなふうに利用していいかわからない」という人も増えてきたという実感がある。少しは進歩してきたと言えるのではないか。そうだ、きっとこれからが勝負なんだ！HSPがメデイアに取り上げられることも増えて、今後ブレイクする土壌はできたのだ。

時々学生さんや患者さんが「テレビでHSPのことやっていたよ」と教えてくれる。

HSPは、今、世間が最も関心を持っている課題…、健康（病気の予防）、アンチエイジング（老化予防）、ストレス、うつ、メタボ、美容、スポーツ、低体温、冷え症、免疫力アップ、がん治療、など非常に多くのケースに利用できる。こんなにも多くのことができるタンパク質は他にない！

そういう背景を踏まえて、本書では「こんなことにHSPは活用できるよ」と活用法を紹介した。この本でHSPの活用法を知ったら、自分に合う活用法を選んで実践してほしい。そして、同時にHSPはこんな風に働いているのだとHSPのすごさも知ってほしい。


とりあえずHSPを増やして活用せよ！　ためして損はない！

温泉からのHSPの発信

熱海温泉は有名だが、この熱海の温泉の湯温が高いことをみなさんご存じだろうか。熱海のこの比較的高い湯温がHSP入浴法に向いているということで、熱海市発行の小冊子の監修をさせていただいたり、熱海のNPO法人AMICからのお声がけでHSPの講演をさせていただいたりした。

自然の恵みの温泉をもっと健康に利用しようと、医療関係者、宿泊・商店関係者、スポーツ関係者など多方面から有資格者が集まって、NPO法人熱海メディカルインターネットクラブ（AMIC）を創設し、温泉を利用しての運動プログラム「熱海養生法」などのユニークなテーマを企画している。
温泉と健康の企画ではHSPも参画させていただけそうだ。温泉地から、地域の人々だけでなく観光客の人々にもHSPを発信すればHSPの普及にも貢献できるのではないだろうか。

詳細は下記ホームページを参照してほしい。（NPO法人エイミック http://www.atami-amic.com/）

老人介護にもマイルド加温を

年をとれば、代謝も遅くなり、運動量も減るので熱の産生も減り、体温が低下してくる。体温が低下してくれば、免疫能も低下し、病気にかかりやすくなる。インフルエンザや食中毒など、院内感染にかかりやすいのも高齢者だ。HSPの産生も低下し、ストレスにも弱くなり、夏の熱波、熱中症で倒れるのも多くは高齢者だ。

自分で充分熱を産生できないのだから、マイルド加温や入浴で熱を外から加えて、体温を上げてあげればいい。

なかなか体の不自由なお年寄りを入浴させるのは難しく、介護では人手も必要だ。ドーム型の加温装置なら、ベッドで寝ている患者さんの上にドームを置けば良いので、セッテイングも簡単だ。年齢に合わせ、体力に応じてマイルド加温の温度も調節すれば良い。また運動機能の回復のためにリハビリを行う場合も体を温めてから実施したほうが、体も動きやすくなり冷えている時より、効率良くできる。

また、高齢者は骨量の低下や、骨の接続部（関節など）の骨が長年使用して摩耗《まもう》しているので、噛み合わせも悪くなり、腰が痛いとか、膝が痛いとか、あちこち痛いところが多くなる。半身浴や温泉で体を温めると少しは痛みもやわらぎ楽になる。**マイルド加温は痛みの軽減にも役立つ。マイルド加温することで脳内麻薬として知られる痛みを緩和するエンドルフィンが誘導されるからだ。**確かに、痛みの根本治療ではないのでまた痛くなっては来るが、自分の体内にある物質なので薬剤より安全だ。さらにこの加温でＨＳＰも増加すれば傷害の修復にも役立つ。

また体が温かくなり、よく眠れる。トイレに起きる回数が減るのも嬉しい。

高齢者の場合はもともとの体温が低いので、若い人より加温温度は低くてもいい。汗がしっとり出てくれれば充分だ。

体力のない高齢者の場合は、ドーム型の加温装置をみぞおち下まで下げてあげると、心臓への負担も少なく、呼吸もしやすく、楽に加温できる。

高齢者へのマイルド加温は、若い人のマイルド加温にひと工夫必要であるが、必ず喜んでいただける。

全身加温が無理な場合は、局所加温でも良い。痛みを訴える部位をハンディタイプの局所加温装置で部位を移動させながら加温してほしい。

80～90代の老人は日本の復興期に一生懸命働いてくださった方々だ。心身共にマイルドな加温が必要だ。

要子先生教えて！

Q&A

ここではHSPについて
よく寄せられる質問について
お答えします

Q

ミニスカートをはきたい

体が冷えると不健康になることはわかりました。でも私のとりえは美脚です。足を見せずには生きられません。ミニスカートをはいてもいいですか？

A

絶対にはきなさい。ミニスカートをはく勇気があって（やはりカッコよさもあるので）、はけるうちにはく。ミニスカートをはける時期は一生のうちで長くはない。ただ、家に帰ったら、シャワーでなくお風呂に入る、できればHSP入浴法をやってほしい。そして、夕食後は温かいお茶を飲んでほしい。

日中は冷房で冷えても、部屋の温度が低くてもカッコ良くふるまうべきです。が、下腹部が冷えることは明らかですので、必ず人の見てないところではひざかけなどで温め、帰宅後はＨＳＰ入浴法で体の芯まで温め、ＨＳＰを高め明日へのミニスカートに備える。**人前ではカッコ良く、人が見ていないところでは加温生活を！**

Q　ＨＳＰ入浴法が熱くてできません！

ＨＳＰ入浴法で健康になりたいとチャレンジしましたが、やってみると42℃は熱い！　とても10分も入っていられません。先生、こんな私でもＨＳＰは増やせますか？

A

42℃でなくても40℃でもいいのです。そして全身浴でなくても半身浴（みぞおち下までの入浴）でもいいのです。

40℃での半身浴で入浴ができたら、入浴時間は25分が理想ですが、入浴剤を入れれば20分でもいいでしょう。20分も長い場合は途中で立ったり、湯舟から出ても良いです。最初は10分、15分と次第に長くすれば良いでしょう。40℃でも熱すぎたら39℃でも良いでしょう。あなたの細胞が39℃でも「熱い」と熱ストレスを感じればＨＳＰは増加します。

どちらにしても、入浴時間を少しずつ長くして体温38℃を目指してください。

ひょっとして、あなたの体温は35℃台と低体温ではありませんか。体温35℃の低体温では42℃入浴で体温38℃を目指すのは少々きついので、最初は約2℃高い37℃を目指せば良いです。もしあなたが低体温の方でしたら、まずは31ページを参考に低体温を改善しましょう。

Q サウナでもHSPは増やせるの？

HSPは体を温めると増えるのですよね。ということはお風呂じゃなくてサウナで温まるのでもHSPを増やすことができるのでしょうか？

A

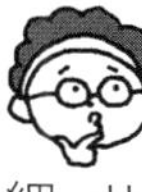

サウナもいろいろあるので、一概にはなんとも言えません。細胞が熱ストレスを感じてHSPを増加する条件が整っていればサウナでも良いと思います。低温サウナの方がHSP的には良いでしょう。目安は、体が芯まで温まり（そのためには数分では無理です）、汗がにじみ出て、体温は38℃を超える、そして10～15分の保温（体温1℃上昇の維持、即ち37℃以上を保つ）がそろえばほぼHSPは増加すると思われます。

Q 加温の前に冷やした方がいいの？

加温してＨＳＰを増やす前に、よりストレスを大きくするために冷やしておくというのは効果がありますか？

A

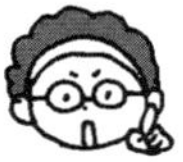

皮膚の細胞のように表面に近い細胞は、冷やせば短時間でその細胞の温度も下がり、次に温めれば細胞温度は上がり温度差がうまくできるので、冷やしてから温めるのも一手かもしれません。

私の場合は皮膚だけでなく、いつも基本としているのは全身です。全身を温め、全身の細胞にＨＳＰを増加させ全身の細胞を元気にすることを基本にしています。全身の細胞を冷やす、即ち体温を急激に下げるということは大変ですし、体の代謝からいっても体に支障をきたす可能性もあります。

たとえば、体温36・5℃の人の体温を急激に1・5℃下げ35℃にするには、体温を上げるときより大変です。

特に高齢者では、血管も老化しているので、温度差に伴う血管の収縮・弛緩が十分に機能しないと、心筋梗塞、脳梗塞の恐れもあり危険を伴う場合もあると言えます。

高齢者の入浴事故、および冬の室温の温度差（寝室とトイレの温度差）などによる事故が問題となっています。温度差の変化に身体の対応がついていけなくなる場合があるので注意しましょう。

Q つらい思いをした方がいっぱいHSPが出るんでしょうか？

HSPがストレスで増えるのなら、よりつらい、しんどい思いをした方が増えるってことですよね？

A

ボーッと過ごしているよりはいいでしょう。でも効果的なつらい思いをした方が良いかと思います。あらかじめつらい思いをしておくとよりつらい思いをした時に、その傷害が軽減されます。そのつらい思いが具体的に何かによりますが、HSPが最も効果的かつたくさん増加するのは熱ストレスです。HSP入浴法を実践するのが一番かと思います。どうしても入浴や熱いのが苦手であれば、スポーツでもいいですよ。逆に、会社や学校でつらい思いをした時は、**「このつらさはHSPを高めるため」、「もっと大きなつらさに耐えるためだ」と思ってやり過ごしましょう。**

結びに

患者さんとの約束

ムーミンさんとの約束

あだ名は、ムーミン。

一目見て、ムーミンみたいな顔、ちょっと大きめのお腹（膀胱の上にできた大きな腫瘤のため）、ピンと立った耳の帽子をかぶっていたら、本当にムーミンそっくり。ムーミンに似ていると言うと、「よく言われるんです」と明るくよく笑う患者さんだった。ちゃんとギャグやダジャレもわかる。いつも妹さんと娘さんお二人が付き添っていた。

ムーミンさんは子宮肉腫のため行った子宮全摘手術後の化学療法も効果なく、再発腫瘤はこんなのありかと思うくらい急速に増大し、連日の嘔吐と痛みに悩まされていた。そんな腫瘤増大途中にマイルド加温療法希望でお見えになった。マイルド加温回数6回、1ヵ月に満たない本当に短いお付き合いであった。

重だるさと痛みと吐き気にめげずマイルド加温に通ってくれた。

加温中の話題はやはりムーミン。一番の論点は、ムーミンのお尻は桃割れに分かれていたかどうかだ。マンガではこの点がわらないがこれは大変な問題だ。お尻が割れていなかったら、自転車に乗れないはずだ。

次回の化学療法前にと、退院して家に帰ったが、やりたい事がいっぱいだったのに、何もできず寝てばかりいたそうだ。でも家族で外出することもでき、少しはリフレッシュできたようだ。

本当は化学療法はもう少し体調が良くなるまで待ってほしかったが、増大する腫瘤のことを思うと…。

いつもは化学療法当日にマイルド加温をするが、発熱と嘔吐で中止、翌日となった。翌日、突然ムーミンさんが、「先生、夢ができた」と。「な～に?」というと、「先生の次の本に〝ムーミンはまだ元気です。生きてます。〟と書いてほしい」とのことだった。もちろんOKした。ムーミンさん、マイルド加温最後の日になるとは思いもしなかった。

ムーミンさん、約束、守ったよ。

きみどりさん

きみどりさんの本当の名はみどりさん。でもどう見ても私の大好きな色〝緑〟から外れているので、きみどりさんと勝手に呼んでいた。

「先生、私もう後がないの」と、強引に頼まれて次回の新しい化学療法に合わせてマイルド加温療法の予約を入れた。化学療法とマイルド加温の併用で順調に腫瘍マーカーも下がって体調も良くなってきた。2週に1回、1泊旅行に行きパラグライダーを楽しむほどだった。

いつもご主人には私が死んだら…と死ぬことばかり言っていたが、その日「私、生きることにした」と宣言したそうだ。

ちょっと回復したので、今度の化学療法の入院に間に合うように携帯電話をiPhoneに変えたという。そして、「2年は生きなくちゃ、携帯のためにね（違約金のため）」といつものようにちゃっかりしている。

息子さんが建築のコンテストで優勝したと涙ぐんで喜んでいた。その息子さんの彼女が自宅へ数日泊まっていた時は、「嫁・姑のいい経験をさせてもらった」と言っていた。いつも家族のことを思っていた。

私が大学病院を去ることとなったが、最後のぎりぎりまで患者さんの要望でマイルド加温は続けた。最後のマイルド加温療法の患者さんはきみどりさんだった。最後ハグした後「泣いちゃうから見送らないで」と去って行った。本日、マイルド加温最終終了と赤字で記録ノートに記して、感謝。

きみどりさんはその後病態が進み、緩和医療センターに入院。もうダメと思っていたのに、それから1年も長生きしちゃったとおっしゃっていた。

最後のメールは不思議と何かを感じる。

その後、ご主人からのメールで「みどりはいつもマイルド加温に行くのを楽しみにしていました。これからもみどりのような患者さんのためにマイルド加温を続けてください」と書いてあった。

きみどりさんの口癖は、いつも最後に、「まっ、いいけどさ」。

パンと缶コーヒーと漢字検定

「私たちのことも本に書いてもらえるといいね。」といつも話していたそうだ。

膵臓がんと診断され、がんセンターでかなりきついことを言われたようで、娘さんから知人をを通じての紹介でマイルド加温療法を希望して大学病院の方にみえた。

とてもお母さん思いの娘さんでいつもお母さんと友達のように仲良く寄り添ってい
た。
最初は、がんセンターでの放射線治療と併用でマイルド加温療法を開始したが、放
射線治療終了とともに大学病院に移り、化学療法との併用でマイルド加温療法を続行
した。
けっこう自宅から遠かったが、本当に休まずよく通ってくれた。化学療法の1〜2
日前、当日、2日後と基本的には週に3回のマイルド加温を実施していたので、入院
中はともかく、外来での化学療法になると週3回の送迎は大変だ。これを娘さんが献
身的に支えていた。
この患者さんにはあだ名はない。話しかければ答えるがそれほどのおしゃべりでは
なかった。けっこう気が合った。
発病前は、看護補助の仕事をしていて、毎日駆け回って働いていたそうだ。そして、
帰り道、自分へのご褒美にコンビニで菓子パンと缶コーヒーを買って飲みながら車で
帰るのが楽しみだったという。彼女らしい。
得意なことは、車の車種当て（私の車の車種当ては最後まではずれであったが）、
犬の犬種当て、漢字。

一ヵ月ほどして、小さな声で「来年の桜は見られるでしょうか」と聞かれた。「見なきゃいけないでしょう」と答え、目標を持つため、漢字検定2級合格を目指してがんばることにした。

マイルド加温の加温中に問題を出し、2級問題集の制覇を目指した。普段使用しない難しい漢字も多く、そこは得意のダジャレで楽しく覚えた。試験は落ちた。私も今回はちょっと無理で、次回ならと思っていたが、それまで体力が持つか心配だった。

肝臓や肺にも転移していたので、主治医は私にも、よく頑張ってると言って、元気な彼女に驚いていた。がんセンターでのがんの告知から1年たっても元気だった。マイルド加温療法は明らかにQOLを高める。

少し、疲れが出てきたこと、娘さんが妊娠して送迎が大変なことなどから、化学療法はやめて(決断力がすごい)、経口薬と週2回のマイルド加温という治療に変更した。

私が大学病院を去ることになったため、もう大学病院に来る必要もないので自宅近くの病院に変わりたいと希望された。

以前一緒に研究したことのある消化器の先生にお願いして転院した。信頼でき、患者さんの身になって考える先生なので、患者さん自身も家族も、大変喜んでくれた。

最後のお見舞いの時、彼女は無言でにこにこしながら私に手を出して握手を求めた。

ほんとはハグして抱きしめてあげたかった。声は出ないけど、何を言いたいかわかった。そして、そっと耳元で、私の愛車の車種を知らせた。彼女は大きくうなずいて、納得したようだった。

娘さんの出産には間に合わなかった。お母さんにこの子を抱いてほしかったとても残念がって泣いていた。

お別れのとき、ご主人にお酒を飲みすぎないよう彼女からのメッセージを伝え、約束した。ご主人守っていますか。

娘さんは出産後、時々メールでお子さんの写真を私に送ってくれる。その時は、お母さんの仏前に菓子パンと缶コーヒーをお供えしてほしいとお願いする。

いつもしゃきっと素敵な老婦人

とても素敵で、いつもしゃんとしている、お年は今年で確か90歳、いや91歳かな。医学的知識もあり、なんといっても驚いたのは抜群の記憶力だ。

山ほどあるご自身の病歴をいつ手術したかまではっきり記憶しているだけでなく、いろいろな昔のできごと、そして現在のこともしっかり正確に話してくださる。

胆嚢切除、胃もほとんど切除、直腸がんで卵大の腫瘍を切除後ストーマをつけており、その後シェーグレン症候群に。「こんな私が生きているのが不思議なくらいです」とおっしゃっていた。

シェーグレン症候群とは、自己免疫疾患で唾液腺から唾液がほとんど出なくなり、ひどいと涙も、鼻水もほとんど出ないという病気だ。

最初のマイルド加温は、2006年ととても古くから、ご一緒させていただいている。途中で、倫理委員会の申請が承認されず、2～3年間は岐阜県多治見市にある田ノ井先生の医院に通ってもらった。その間、マイルド加温ができなくても大学病院の歯科口腔外科を月1回粘り強く受診してくださり、やっと承認された時はほっとした。最初は数ヵ月で、涙が出るようになり、続いて鼻水が出るようになった。健康な人ならなんだそんなことと思うだろうが、涙が出ずいつも目薬をさしているのもつらいものだ。

しかし、唾液の方はすんなりとはいかなかった。最初は、口中が乾燥しないようにいつもキャンデイをなめてみえたが、キャンデイなしでいられる間隔が長くなった。が、その後が進まない。

そこで、唾液腺を全部網羅して顔を温める顎《あご》ヒーターを（株）エステイエムの方に作成してもらって、マイルド加温の時に顔面に着けて加温した。

このおかげで次第に改善し、人と話をしていて忘れてお茶を飲まなくて済んだりと、水分を取る間隔が長くなった。

ＨＳＰも増加し、唾液も若干多く出るようになったが、まだ正常までに至らない。

今では、誰でもペットボトルを持っており、電車の中でもどこでもお茶を飲むが当時は水筒のお茶を人前で飲むのも気がひけたそうだ。

彼女は、マイルド加温療法の日は、ちょっと疲れるが、次の日はとても体調が良いと言って、その日をお買物の日にあてていた。

以前は、とても疲れてお買物には行けず、チラシを見て品物を頼み、配達してもらっていたそうだ。

自分で品定めして選べるのが嬉しいと、時々変なものを私にも買ってきてくれた。

いくつも直径のちがう渦巻がついたシリコン膜をくださった。何かと思ったら、いろいろな大きさの瓶のふたを開けるための滑り止めシリコンだった。

けっこう面白い、楽しいものを探してくる達人だった。

マイルド加温が私の元気の素ですと、いつも感謝していただいた。

こちらこそ、途中でマイルド加温ができなくなった期間もじっと耐えてお待ちいただき、そして、またマイルド加温ができなくなってしまい、本当に申し訳なく思っている。

大学病院でマイルド加温療法を受けた患者様への謝辞とお願い

大学病院では、多くの患者さんにマイルド加温療法を愛用していただき、心から感謝しています。みなさんの治療結果が論文に、そして私自身の原動力になり、なんとかマイルド加温が、HSPが普及する下地を作ってくださいました。

これからは、患者さん、みなさんの結果をもとに、多くの人たちにマイルド加温、HSP入浴法、HSPを普及していきます。

どうか、**正しい方向に普及できますよう**、よろしくご協力ください。

あとがき

今、みなさんが必要としていることは……健康、老化予防（アンチエイジング）、美容、メタボ防止、ダイエット、スポーツ、がんを含め病気の治療、

これらをすべてかなえてくれるのが、ヒートショックプロテイン・HSPなのだ。なんともすごい！

なんでこんなにいろいろなことに効果があるのか？それは、我々の体は、水を除けばほとんどがタンパク質からできているが（我々＝タンパク質）、HSPはこれらタンパク質（我々）が病気・ストレス・傷害を受けた時、修理・修復し元気なタンパク質（我々）にしてくれるからだ。

もともと我々の体の中に既にあるこの元気の元、回復力の元であるHSPを増加させるのがマイルド加温、HSP入浴法なのだ。

みなさんは、まずは自分が必要とするHSP活用法から実践してほ

しい。

私はＨＳＰの研究者で、ひとりで実験することが多く、以前は１日中人と会話しない日もあった。それがマイルド加温療法をがんの患者さんに実施できるようになり、その約１時間、何を話せばいいのかと心配だった。

しかし「ご飯食べられますか」「うんこ出てますか」など体調を聞いていると、意外とすんなり患者さんの方から話をしてくれた。大学と家との往復しか知らない私にはとても新鮮で、へーそんなところにおいしいパン屋さんが（パン大好き）、フーン、シソジュースですか（意外とおいしかった）、ホー、絵うまいじゃん（飾ってある）…など、今思うとハ・ヒ・フ・へ・ホで感激してた気がする。

また、なかなか医師には聞きにくいというので、臨床検査値の読み方を説明したり（一応、臨床検査技師資格あり）、薬の説明や抗がん剤の副作用の説明も加えた（一応、薬剤師資格あり）。

そんな中で、できるだけ心がけていることは、生理学で学位を取ったこともあり、人体のしくみ・機能、いろいろな現象を科学的に患者さんに関連のあることや会話の中の話から解説することだ。間違った理解に気づいたり、なぜそうすると良いのかが科学的に理解できる。後にきっと患者さんの役に立つ。

何も話したくない時もある。そんな時は患者さんの好みのＢＧＭを流した（結構センスがいい選曲だと評判だった。いつか患者さん専用のＦＭラジオ局を作りたい）。

泣きだす患者さんもいた。泣いてもいいんだよ、この部屋では。とにかく、研究生活から初めて出会った人達が患者さんであったことは私にとって、大変幸いであった。

最後に、患者さんから、よく抗がん剤の使用について相談されるので、私の個人的意見だがここに記しておきたい。抗がん剤をはじめ各種薬は、いつやめるかのタイミングが一番大切だと思う。

特に抗がん剤については、最初から拒絶される患者さんもいるが、必要な時は使用すべきだ。全身へ転移している恐れがある時、どんどん増殖している時は、マイルド加温療法のような補完代替医療や食事療法だけでは追いつかない。もちろん補完代替医療と併用しても良い。

問題は、止める、または休薬する時だ。本当は、患者さん自身が一番よくわかるだろう。免疫力は低下し、体調も回復していないのに次の抗がん剤の投与が…。自分の子の運動会直前に抗がん剤投与が…。

そんな時は、化学療法計画にただ従うのではなく、自分の体調・体力と相談して休薬期間を延長したり、1クール飛ばしたりしてほしい。自分を、家族を大切に、自分に素直に、自分ペースでいい。

今回は、苦手な美容も充実させ、具体的な活用法に重点を置いたので、ぜひ、みなさんの必要な活用法から実践し、健康になってほしい！

稿を終えるにあたり、御協力いただきました皆様に深く感謝いたします。

２０１３年　秋

修文大学健康栄養学部　伊藤要子

●著者

伊藤　要子（いとう・ようこ）

医学博士。修文大学健康栄養学部教授。

1972年名城大学薬学部薬学科卒業後、名古屋市立大学医学部にて医学博士学位取得。'85年～'86年人工心臓で世界的に有名なアメリカ「クリーブランド・クリニック」に留学。愛知医科大学医学部泌尿器科准教授を経て2012年より現職。

'95年日本ハイパーサーミア学会優秀論文賞受賞。

日本ハイパーサーミア学会評議員・学会認定指導教育者、日本臨床生理学会評議員、日本癌学会会員、日本臨床スポーツ医学会会員、国際個別化医療学会顧問、日本温泉気候物理医学会理事など多数の学会に所属。

著書に「HSPが病気を必ず治す」（ビジネス社）、「加温生活」（マガジンハウス）などがある。

ヒートショックプロテイン**加温健康法**

平成25年11月22日　第1刷発行
令和 3 年 9 月 8 日　第4刷発行

著　　者　伊藤要子
発 行 者　東島俊一
発 行 所　株式会社 **法研**
〒104-8104　東京都中央区銀座1-10-1
販売03(3562)7671／編集03(3562)7674
http://www.sociohealth.co.jp
印刷・製本　研友社印刷株式会社　0123

SOCIO HEALTH
小社は㈱法研を核に「SOCIO HEALTH GROUP」を構成し、相互のネットワークにより、"社会保障及び健康に関する情報の社会的価値創造"を事業領域としています。その一環としての小社の出版事業にご注目ください。

ISBN 978-4-87954-954-9 C0077　定価はカバーに表示してあります。